本书受重庆市社会科学规划专项课题（2020WT07）、重庆市制度创新项目（cstc2020jsyj-zzysbAX0043）、重庆市社会科学规划项目（2019YBJJ033）、重庆市卫生经济学会项目（YWJK2020-1）和军事科学研究计划项目（15QJ003-023）资助

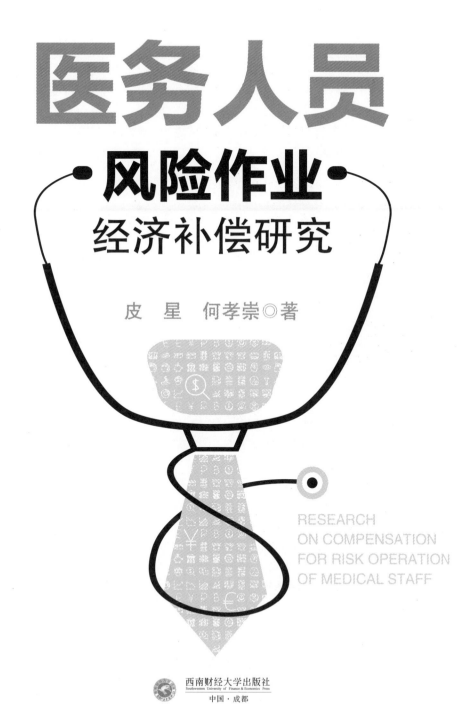

# 医务人员

## 风险作业

### 经济补偿研究

皮 星　何孝崇◎著

RESEARCH
ON COMPENSATION
FOR RISK OPERATION
OF MEDICAL STAFF

西南财经大学出版社
Southwestern University of Finance & Economics Press
中国·成都

图书在版编目(CIP)数据

医务人员风险作业经济补偿研究/皮星,何孝崇著.—成都:
西南财经大学出版社,2021.6
ISBN 978-7-5504-4874-2

Ⅰ.①医… Ⅱ.①皮…②何… Ⅲ.①医药卫生人员—安全风险—补偿
机制—研究 Ⅳ.①R192

中国版本图书馆 CIP 数据核字(2021)第 088793 号

**医务人员风险作业经济补偿研究**

YIWU RENYUAN FENGXIAN ZUOYE JINGJI BUCHANG YANJIU

皮星 何孝崇 著

责任编辑:植苗
封面设计:墨创文化
责任印制:朱曼丽

| | |
|---|---|
| 出版发行 | 西南财经大学出版社(四川省成都市光华村街55号) |
| 网 址 | http://cbs.swufe.edu.cn |
| 电子邮件 | bookcj@ swufe.edu.cn |
| 邮政编码 | 610074 |
| 电 话 | 028-87353785 |
| 照 排 | 四川胜翔数码印务设计有限公司 |
| 印 刷 | 郫县犀浦印刷厂 |
| 成品尺寸 | 170mm×240mm |
| 印 张 | 8.75 |
| 字 数 | 162 千字 |
| 版 次 | 2021 年 6 月第 1 版 |
| 印 次 | 2021 年 6 月第 1 次印刷 |
| 书 号 | ISBN 978-7-5504-4874-2 |
| 定 价 | 58.00 元 |

# 前言

　　本书是重庆市社会科学规划专项课题（2020WT07）、重庆市制度创新项目（cstc2020jsyj-zzysbAX0043）、重庆市社会科学规划项目（2019YBJJ033）、重庆市卫生经济学会项目（YWJK2020-1）和军事科学研究计划项目（15QJ003-023）的阶段性研究成果之一。

　　随着全球工业化的发展以及消费主义的盛行，人类对环境的破坏日益加剧，导致了全球气候和环境的剧烈变化，过去的传染病不断变异，新的传染病不断涌现。不管是 2003 年的 SARS（重症急性呼吸综合征）肆虐，还是 2019 年年底以来的 COVID-19（新型冠状病毒肺炎，简称"新冠肺炎"）疫情蔓延，突发公共卫生事件层出不穷，需要越来越多的医务人员战斗在抗疫一线。以新冠肺炎疫情为例，在疫情爆发之初，在武汉市医疗资源出现挤兑，医务人员严重短缺之际，党中央反应迅速，集中全国力量，启动新中国成立以来规模最大的一次医疗力量调遣，总计派遣 340 多支医疗队、4.2 万多名医务人员奔赴抗疫一线，展示了中国力量，体现了社会主义能够集中力量办大事的优越性。

　　在传染病的防控过程中，医务人员作为一线工作者，承担了比群众更高的感染及死亡风险。根据国务院新闻办公室发布的白皮书《抗击新冠肺炎疫情的中国行动》，截至 2020 年 5 月 31 日 24 时，全国新冠肺炎累计确诊病例 83 017 例，累计治愈出院病例 78 307 例，累计死亡病例 4 634 例；全国医务工作人员确诊病例 2 000 多例，累计死亡人数达几十人。身处抗疫前线的医务人员经常会在高风险环境下工作，面临非常高的感染概率和死亡风险。虽然政府给了广大抗疫医务人员一定的精神与物质激励，但是现行的风险作业津贴和意外补偿的相关政策的执行标准过低，不能反映医务人员的生命价值，难以正向激励医务人员救死扶伤的献身精神。

因此，本书从生命价值理论的视角，探讨突发公共卫生事件中医生风险作业津贴和意外补偿的补偿问题就显得非常必要。这既能体现现代国家治理"以人为本"的宗旨，也凸显出我们对广大医务工作者生命安全的重视。

全书分为五个部分，共10章内容。

第一部分是总论，主要介绍本书研究的目的、内容和方法，阐述了国内外医务人员风险作业补偿的相关理论研究动态，包括第1章绪论和第2章医务人员风险作业补偿的理论基础。

第二部分是医务人员风险作业补偿的国内外现状研究，这一部分介绍了在传染病作业风险环境下，医务人员风险作业补偿的国际与国内实际情况，包括第3章医务人员风险作业补偿的国际现状和第4章医务人员风险作业补偿的国内发展简况。

第三部分探索传染病防控中的快速风险决策和风险管理的理念和方法，以案例分析研究为主，这一部分重在探索如何构建医务管理人员快速风险决策机制，以及如何规范医务人员的作业风险管理，把传染病爆发风险和医院内感染风险控制在萌芽状态下，尽可能地降低医务人员的作业风险，包括第5章医务管理人员快速风险决策机制和第6章医务人员的作业风险管理。

第四部分是医务人员风险作业津贴和意外补偿的理论及对策研究，这一部分主要借助生命价值理论，运用人力资本估值方法，科学测算医务人员风险作业津贴和意外补偿的标准，并提出政策建议，包括第7章医生风险作业津贴标准研究、第8章医生风险作业意外补偿研究和第9章突发公共卫生事件中护士风险作业津贴标准研究。

第五部分是政策建议及研究展望，即第10章。这一部分围绕医务人员风险作业津贴和意外补偿问题，优化现有政策，提出了系统性的政策建议，并对医务人员风险作业经济补偿的未来研究方向进行了展望。

本书由何孝崇负责撰写第7章、第8章、第9章和统稿，谭华伟负责撰写第3章和第4章，曾浩负责撰写第2章，皮星负责其余章节的撰写以及全书的总体构思。

本书是团队全体成员积极参与研究和撰写的成果，本书团队成员还包括张培林教授和邱冬阳教授，他们直接参与了本书研究的全过程，在此表示深深的感谢。

本书在写作过程中参考了大量的中外文献，已尽可能地列在书后的参考文献中，但其中仍难免有遗漏，这里特向被遗漏的作者表示歉意，并向所有的作者表示诚挚的谢意。

本书的写作时间仓促，难免挂一漏万，纰漏之处，敬请各位指正。

皮 星

2021 年 5 月

# 目录

# 1　绪论

## 1.1　研究的背景和目的

近年来，随着全球工业化进程的加快和消费主义的盛行，人类生产和消费了越来越多的商品，消耗了越来越多的资源，对环境造成了巨大的破坏，更加剧了全球气候的剧烈变化。环境的污染和气候的剧变，不仅影响到了全球生物的生存，还直接影响到了传染病的演化，过去的传染病不断变异，新的传染病不断涌现。不管是 2003 年的 SARS 肆虐，2009 年的 H1N1[①] 流感横行，2014 年的西非埃博拉病毒疫情，还是 2019 年年底以来的新冠肺炎疫情蔓延，高风险传染病频发，突发公共卫生事件层出不穷，需要越来越多的医生战斗在抗疫一线。根据国务院新闻办公室发布的白皮书《抗击新冠肺炎疫情的中国行动》，截至 2020 年 5 月 31 日 24 时，全国累计确诊病例 83 017 例，累计治愈出院病例 78 307 例，累计死亡病例 4 634 例；全国医务工作人员确诊病例 2 000 多例，累计死亡人数达几十人。在突发公共卫生事件中，医务人员作为一线工作者，承担了比群众更高的感染及死亡风险。

鉴于抗疫一线医务人员的高风险作业，我们需要且应当对医务人员风险作业承担的风险进行科学合理补偿，解决抗疫一线医生的后顾之忧，保证抗疫一线医生的持续积极性。现有的医务人员风险作业补偿主要体现在两个方面：一是体现风险作业的各类防疫津贴；二是医务人员风险作业的意外补偿。不管是医务人员风险作业的各类防疫津贴，还是与之相关的意外补偿，其补偿标准多数是传统政策的习惯性延续，没有经过科学测算，也没有考虑到医务人员行业的风险性和特殊性，并且补偿的标准偏低，难以体现医务人员的高风险作业

---

① H1N1 是一种 RNA 病毒，属于正黏液病毒科。

的价值和危险性。

本书的研究对象是医务人员的风险作业补偿。我们对医务人员的风险界定，特指医务人员在传染病防控中的感染风险，即在高感染概率的环境中，医务人员进行传染病防控的作业风险。那么针对身处高风险传染病防控作业环境中的医务人员，我们必须通过科学恰当的经济补偿来体现其工作的高风险和社会价值，以正向激励一线医务人员防控传染病、积极处置突发公共卫生事件的积极性和主动性。

本书从生命价值理论的视角出发，围绕医务人员相关的风险作业津贴及意外补偿，研究突发公共卫生事件中医务人员风险作业的经济补偿问题。这既能体现现代国家治理"以人为本"的宗旨，也凸显出我们对广大医务工作者生命安全的重视，尤其是能正面激发医务人员不畏生死、救死扶伤的热情。

## 1.2 研究的主要内容

本书主要运用生命价值理论，从传染病防控中的医务人员风险作业出发，着力探索对医务人员风险作业的经济补偿问题。本书的研究内容主要集中在两个方面：一是运用人力资本测算法中的非行为估值模型，科学测算医务人员风险作业的津贴标准以及确定补偿方式；二是运用人力资本估值模型，科学测算医务人员风险作业的意外补偿标准以及确定补偿方式。具体内容如下：

### 1.2.1 医务人员风险作业研究的目的、内容和方法及相关理论

这一部分是本书的总论部分，包括第 1 章绪论和第 2 章医务人员风险作业补偿的理论基础，主要介绍了本书研究的目的、内容和方法，阐述了国内外医务人员风险作业补偿的相关理论研究动态，通过掌握风险作业补偿的研究前沿，理清了以理论解决现实问题的思路。

### 1.2.2 医务人员风险作业补偿的国内外现状研究

这一部分主要介绍了传染病作业风险环境下，医务人员风险作业补偿的国内外实际情况，包括第 3 章医务人员风险作业补偿的国际现状和第 4 章医务人员风险作业补偿的国内发展简况。这一部分重在把握国内外医务人员风险作业补偿政策的特点、边界和问题，挖掘核心问题背后的关键影响因素，寻找优化国内医务人员风险作业补偿政策的重要路径。

### 1.2.3 探索传染病防控中的快速风险决策和风险管理的理念和方法

这一部分主要研究了传染病防控中，我们如何构建医务管理人员快速风险决策机制，以及如何规范医务人员的作业风险管理，把传染病爆发风险和医院内感染风险控制在萌芽状态下，包括第5章医务管理人员快速风险决策机制和第6章医务人员的作业风险管理。这一部分的研究，有助于我们尽早化解传染病传播的风险，有助于提升医务人员作业的安全规范性，从而尽可能地降低医务人员的作业风险，尤其是在传染病爆发之初，就应把风险扼制在可控的范围内。

### 1.2.4 医务人员风险作业津贴和意外补偿的理论及对策研究

这一部分包括第7章医生风险作业津贴标准研究、第8章医生风险作业意外补偿研究和第9章突发公共卫生事件中护士风险作业津贴标准研究。这一部分主要借助生命价值理论，运用人力资本估值方法，科学测算医务人员风险作业津贴和意外补偿的标准，并展开了理论探讨。我们通过这部分的研究，力求科学地反映医务人员风险作业的危险性，合理体现医务人员救死扶伤的社会奉献价值。

### 1.2.5 政策建议及研究展望

这一部分是关于医务人员风险作业津贴、意外补偿优化政策的系统性建议，对医务人员风险作业经济补偿的现有零散化、随机性的政策进行优化，在经济补偿的标准、资金筹集和其他配套等方面，形成一套系统性的医务人员风险作业经济补偿举措。最后，本部分对传染病防控下医务人员风险作业经济补偿的未来研究方向进行了展望。

## 1.3 研究的方法和创新点

本书的研究主要采用生命价值理论和案例分析研究法：在理论研究中，本书主要运用的是生命价值理论，通过建立医务人员的人力资本估值模型，来测算科学合理的风险作业津贴标准和意外补偿标准；在案例研究中，本书主要通过案例分析研究法来厘清医务管理人员快速风险决策机制的关键因素，以此探索医务人员作业风险管理的规范性。

本书的研究创新点如下：

一是拓展了风险作业补偿的研究领域。本书从以往工业领域中高危行业的风险作业补偿，延伸到了传染病防控的医疗领域，探讨了高传染风险环境下的医务人员风险作业意外补偿问题。

二是优化了现有传染病防控工作中的防疫津贴政策。本书在科学测算医务人员风险作业津贴标准的基础上，把现有零散的、随机的、不系统的防疫津贴政策整合优化，形成更具有操作性和持续性的系列政策举措。

三是挖掘了传染病防控快速风险决策的案例研究。本书通过对传染病防控成功案例的梳理，厘清传染病防控快速风险决策的关键因素和成功经验，启发我们平衡传染病防控的专业预判和行政决断，促进未来传染病防控快速风险决策机制的完善。

# 2 医务人员风险作业补偿的理论基础

    健康、安全和风险构成我们生活的一部分，而风险是我们都希望消除的部分。然而，由于资源是稀缺的，即使我们打算提供一个无风险的生活，我们的努力仍将受到经济资源的限制。假定某一个国家将所有资源都投入防止致命事故发生的需要中，其当然会得到一个低风险的结局。但实际上，人类除了安全的需要之外，还有衣、食、住、行等诸多需要，由于资源的排他性，一旦我们将全部的资源投入安全需要中，则我们的其他需要将难以得到保障。因此，我们不可能将所有资源或者大部分资源都投入降低风险的领域，而这将减少可用于降低风险的资金，最终我们只能在健康、安全和风险之间找到一种平衡，用于医务人员风险作业的经济补偿也算是科学测算之上的合理权衡。这其中有一种可行的方法，是根据危害的严重程度来确定降低风险的优先次序。

    表 2.1 列出了涉及市场过程和个人决策的一系列风险，这些风险是下面我们将要考虑的经济风险的重点。个人和社会致力于降低这些风险的警惕性并不仅取决于它们的规模，被认为是可以通过技术改进来降低的风险，如机动车事故，已经引起了我们最大的关注。我们无法控制的风险应与相对适度的风险降低努力相匹配。

表 2.1　涉及市场过程和个人决策的一系列风险

| 风险来源 | 年致死风险 |
| --- | --- |
| 吸烟（每个吸烟者） | 1/150 |
| 癌症 | 1/300 |
| 机动车事故 | 1/5 000 |
| 小行星（撞击） | 1/6 000 |

表2.1(续)

| 风险来源 | 年致死风险 |
|---|---|
| 工伤（每个工人） | 1/10 000 |
| 家庭事故 | 1/11 000 |
| 中毒 | 1/37 000 |
| 火灾 | 1/50 000 |
| 航空事故（乘客死亡数/总人口数） | 1/250 000 |

数据来源：根据美国国家安全委员会（1990）的研究和 Viscusi（1992a，1992b）的计算而得。其中，吸烟风险的估计值为全部吸烟人群的均值，且平均每个吸烟者每天吸烟量为1.5包。

Morrall（2003）的研究表明，美国政府面临各种减少风险的机会成本。在不同的政策中，哪些政策应该被实行？哪些政策带来的好处与其成本不相称？对此，权衡分析的起点应是测算个人为提高安全性所承担风险的合理价值。权衡医务人员的作业风险与价值，是我们科学、合理地评估医务人员风险作业经济补偿的基点。医务人员风险作业经济补偿的多少，往往取决于我们对医务人员风险作业价值的评估，尤其取决于对高风险作业环境下医务人员生命价值的评估。这就需要我们梳理风险作业补偿的相关理论，厘清医务人员风险作业价值的关键因素，并借鉴风险作业理论的科学测算方法来科学、合理地测算医务人员风险作业的补偿标准。

## 2.1　人力资本理论

早期的人力资本理论（human capital management，HCM）于20世纪60年代由舒尔茨和贝克尔提出。该理论认为，人力资本作为一种特殊的生产性资本，是蕴含于人身上的各种知识、技能、经验等的存量总和。人力资本的价值，取决于其内含的知识、技能、经验和健康等在劳动力市场上所能够得到的报酬数量的总和。

如今的传染病医院的临床医务人员普遍具有较高的学历水平，他们在进入医院工作前有过较多的人力资本投资，而且在到医院正式工作之后仍需通过继续教育等方式不断地追加人力资本投资。根据人力资本理论的观点，医务人员的正规学校教育投资以及各种继续教育培训均为人力资本投资，这些人力资本投资应该获得的收益不能少于其的投资成本。因此，医务人员需要获得较高的工资报酬以与其投资成本相匹配。

## 2.2 风险管理理论

风险管理（risk management）模式于 1930 年萌芽，起源于美国。20 世纪 50 年代以前，人们处理风险的方法是建立在对风险定性分析的基础上，直到 20 世纪 60 年代概率论和数理统计的运用，使得风险管理从经验走向科学，风险管理的研究逐步趋向系统化和专门化，成为管理学中的一门独立学科。我国对风险管理的实质性研究始于 20 世纪 80 年代后期，主要运用于企业、航天、地震、灾难、食品安全、信息化等方面。

20 世纪 90 年代以来，国际上几个探讨医疗错误的大规模流行病学研究揭露，目前医疗环境中存在相当程度的医疗风险。随着社会经济的发展和人们对生活质量要求的提高，卫生体制改革不断深入，医疗风险已经成为社会关注的重点。实现有效的风险管理是保障患者安全、实现医疗机构自我监督的关键，尤其是实现高效的风险管理能够减少医院内感染，能够最大限度地保护医务人员，从而保护医疗体系中最有价值的人力资源的安全。可见，医疗风险预警体系是医疗风险管理的关键组成部分，是实现风险评估的重要环节，为风险管理提供了依据和路径。

## 2.3 补偿性工资差别理论

补偿性工资差别理论最早由亚当·斯密在《国富论》中提出。该理论认为，凡是涉及工作条件差、执业责任大、风险大或者心理压力大等工作情况时，相关单位都应在适当程度上给员工提供补偿性工资，以补偿其由这些原因所导致的较多的工作付出或在工作中承受的较多压力，唯此才能吸引和留住那些在工作条件差、执业责任大、风险大的行业里工作的人员，保持这些行业的正常运转，从而维持整个经济体系的正常运行。

当传染病爆发后，尤其是当传染病流行，并演变成突发公共卫生事件以后，一线医务人员的服务对象主要为传染病患者，他们在实施医疗护理操作过程中将面临更高的感染风险和更大的死亡风险。因此，当医疗机构对防控传染病的医务人员进行工资分配时，应该适当地从某种程度上给予其补偿性工资，以平衡由此带来的执业风险和价值损失。

## 2.4 公平理论

公平理论又称为"社会比较理论",由美国著名的心理学家阿达姆斯于1965年提出。该理论认为,员工的被激励程度主要来源于自己与参照者的付出和所得之间的主观比较。公平理论的主要观点包括:一是职工对薪酬的满意度从本质上讲是一个对比的过程;二是薪酬的绝对值和相对值会影响职工对薪酬的满意度;三是在管理者制订薪酬分配方案时,需格外关注薪酬分配的公平性,职工们只有产生了公平的感觉才会积极地开展工作,反之则会怨声载道,更有甚者会放弃工作。

因此,在应用公平理论设计防控传染病的医务人员薪酬体系时,医院需要综合考虑医务人员薪酬的内部公平性、外部公平性和个人公平性,尤其是要考虑传染病风险性对其公平性认知的影响,避免出现突发公共卫生事件爆发后部分医务人员辞职的严峻情况。

## 2.5 医务人员人力价值评估理论

医务人员人力价值评估理论起源于美国的点值法(resource-based relative value scale,RBRVS)理论体系,RBRVS 即以资源为基础的相对价值比率。随着价值医疗的兴起,RBRVS 理论体系已成为不少地区医院对医务人员劳动价值评估的选择工具。RBRVS 理论体系是依据医师在为患者提供诊疗服务过程中所耗费的资源成本,来客观、合理地评估其服务酬金的方法。

RBRVS 系统由哈佛大学公共卫生学院的萧庆伦研究团队在美国医学会支持下于 20 世纪 80 年代中后期开发,该系统以实际耗用资源作为支付的依据,来消除不同专科间、医疗服务间、地理区域间支付不公平的困境。其基本思想是通过比较医务人员服务中投入的各类资源要素成本的高低,来计算每次服务的相对值,即相对价值比率(relative value units,RVUs),并结合服务数量和服务费用总预算来计算 RVUs 的货币转换因子,同时通过该因子与每项服务 RVUs 的乘积推算出该项服务的医师价格。那么,在防控传染病的工作中,我们也可以依据医务人员在为传染病患者提供诊疗服务的过程中所耗费的各项资源的总成本,来客观、合理地测算防控传染病的医务人员风险作业的服务酬金。

## 2.6　风险社会理论

风险社会理论由乌尔里希·贝克于 1986 年提出，其认为现代社会显现出一种非线性且并非越来越幸福、安全的特征。但随着人类自身知识的增长和科学技术的发展，自然与传统开始终结，人们陷入越来越多的不确定性风险中，即出现"现代性的断裂"，不确定性成为人们生活与行动的基本体验。

随后，吉登斯、卢曼等学者纷纷加入风险社会理论的研究行列。吉登斯（1984）认为"风险"的概念随着人们意识到风险的存在而诞生，它是对于未来危险程度的可能性评价。人类为控制这些不确定性风险的危险程度所做出的种种努力又产生了新的风险，这将导致现代社会的制度、组织机制、形态及生活方式发生变化，现代性的后果变得更加普遍化和急剧化。从某种意义上说，传染病的频发以及突发公共卫生事件的层出不穷，除了是因为环境破坏和气候剧变外，现代城市社会的人口高度集中、公共卫生的基础设施不足也是非常重要的原因。归根到底，这也是现代性文明社会风险的加剧所致。

## 2.7　前景理论

前景理论（prospect theory）由行为经济学家丹尼尔·卡尼曼和阿莫斯·特沃斯基于 1979 年共同提出。他们针对传统经济学沿用的理性人假设，从实证研究出发，从人的心理特质、行为特征揭示了影响选择决策行为的非理性心理因素。他们在批判和修正期望效用理论的基础上，结合大量心理学实验研究，正式提出了关于风险条件下个人决策的理论。

前景理论将决策过程区分为两个阶段：前期的编辑阶段和后期的评估阶段。编辑阶段主要是对所提供的前景进行初步分析，通常会形成这些前景的更简单的表达形式，主要包括编码、整合、分离和取消等几个心理操作。通过编辑阶段的相关操作，决策者可以确定其可用的选项、每个选项可能产生的结果或后果、与每个结果相关的价值和概率以及组织和重新构建感知选项，为后续的评估和选择工作奠定了基础。一旦编辑阶段结束，就会进入评估阶段，即决策者需要对编辑过的决策选项进行评估，并从中选择出价值最高的决策选项。

## 2.8  生命价值理论

生命价值（value of statistical life，VSL）理论源于劳动力价值理论，现代又逐渐发展出人力资本理论和风险交易理论。它首先是以人力资本法为代表的非行为估值模型。在该模型中，生命价值理论的评估值由评估主体创造的效用价值量近似表征，一般而言，效用价值越大，生命价值理论的评估值就越高。该计量模型较为注重评估主体为社会、家庭和个人所带来的效用价值。它其次是以支付意愿法为代表的行为估值模型。该模型通过考察评估主体在风险和收益之间的权衡来测度生命价值理论的评估值，其评估思想倾向于关注评估主体自身的行为选择，通过实际发生的支付或受偿意愿来规避生命效用论可能存在的道德伦理问题。

### 2.8.1  VSL 理论发展脉络概要

#### 2.8.1.1  非行为估值——市场特征工资法

市场特征工资法即企业通过市场特征工资来权衡风险和收益，在作业风险与收益之间权衡估计值的方法，企业使用劳动力市场中从事风险性工作的工人工资数据来推断工人对风险的态度。亚当·斯密（1776）认为，风险性或其他不愉快的工作因素会导致补偿性工资出现差异。

市场特征工资法的基本要素是风险值和收益值。当工作的风险相同时，如果工作具有更高溢价的收益，明显会更吸引工人，这也会引起工人在企业间的流动。企业为了应对这种情况，必须懂得调整工人的工资水平，让其更接近市场水平。劳动力市场上，由于工人与工人、工人与雇主、雇主与雇主多方的长期博弈，最后的工资水平通常接近市场的平均水平。往往那些风险值相近的工作，市场平均工资比较接近；而那些风险值高的工作，其市场平均工资相对较高，高出的溢价则可以看成对高风险的补偿。

提供更安全的工作环境，对企业来说代价高昂。为保持相同利润曲线图中的利润水平不变，企业必须支付较低的工资以抵消提供更安全的工作环境的成本。因此，企业的工资—供给曲线将是风险的一个增加函数。图 2.1 是决定风险补偿差异的市场过程，其中显示了 *FF* 和 *GG* 两个不同公司的供给曲线。对于任何给定的风险水平，工人们都会倾向于最高工资水平的市场供给曲线。

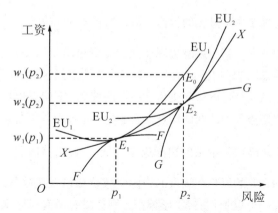

**图 2.1　决定风险补偿差异的市场过程**

市场供给侧的特点是由对偏好的几个温和限制条件所定义的。我们构建一个使用冯·诺依曼·摩根斯特恩期望效益模型的非独立效益的方程,假设 $U(w)$ 表示健康的效用, $V(w)$ 表示受伤的效用,则职工的工伤补偿金通常是 $w$ 的函数,其中两者精确的关系包含在 $V(w)$ 的函数形式中。关于工人要求风险补偿差异的唯一关键假设是,一个人宁愿健康,即 $[U(w)>V(w)]$ ,也不愿收入的边际效用为正,即 $[U'(w)$ , $V'(w)>0]$ 。在这里,我们没有必要假设个人对金融赌博的态度是风险厌恶型,即 $[U''$ , $V''<0]$ 。

工人将从产生最大预期效用的计划表 $WW$ 中选择可用的工资风险组合。对于图 2.1 中的工人 1,最佳工作风险是工人的恒定期望效用轨迹 $EU_1$ 与 $FF$ 相切的点 $E_1$ ,而对于工人 2,最佳工作风险则是工人的恒定期望效用轨迹 $EU_2$ 与 $GG$ 相切的点 $E_2$ 。

$EU_1$ 和 $EU_2$ 曲线的斜率可以很容易地得到验证。维持工人恒定的预期效用水平的工资风险组合包括满足 $Z=(1-p)U(w)+pV(w)$ 的点。这条曲线上的工资风险权衡由式 $\dfrac{dw}{dp}=-\dfrac{zp}{zw}=\dfrac{U(w)-V(w)}{(1-p)U'(w)+pV'(w)}>0$ 给出,或者说所需工资水平随着风险水平的提高而提高。

图 2.1 中的点 $(p_1,w_1)$ 和 $(p_2,w_2)$ 表示两条恒定的预期效用曲线与市场工资机会的切点,这些是使用劳动力市场数据可以观察到的点。实际上,经济学家只观察到不同工人在市场工资机会曲线切点上的特定工资风险的选择。计量经济学的任务是估计整个市场上的工资风险权衡的轨迹。

观察到的 $(p_i,w_i)$ 反映了供给和需求对整个劳动力市场均衡的影响,即超边际工人赚取经济租金。边际工人的工资风险权衡有助于企业确定必须支付的工资率，从而确定风险降低的价值。估计的权衡率$\frac{\partial w}{\partial p}$等于与$XX$相切的恒定期望效用曲线的斜率，其为风险边际变化的工资风险权衡提供了局部的度量。对于位于$XX$曲线上的任何给定工人，斜率的估计值同时反映了风险的边际接受意愿和为了更高安全性的边际支付意愿。曲线$XX$上的点也代表企业报价曲线与工人的恒定期望效用曲线的切点。企业的斜率既反映了提高安全性的边际成本，也反映了风险增量带来的边际成本降低。因此，任何一点$\frac{\partial w_i}{\partial p_i}$的斜率同时代表了工人和企业的风险在该点的边际供应价格以及风险的边际需求价格。用来估计线性$XX$曲线的计量经济学模型，则假设在所有风险水平下观察到的权衡率都是相同的。

权衡率的估计轨迹的形状取决于企业和工人的不同组合。图 2.1 所示的情况由各种各样的工人和企业组成。如果所有的工人都是同质的，例如，存在一个恒定期望效用轨迹 $\mathrm{EU}_1$，那么观察到的市场组合（$p_i$，$w_i$）将由沿着曲线 $\mathrm{EU}_1$ 的一系列点组成，这些点与不同企业的支付曲线相切。由此得出的曲线 $XX$ 估计值将接近于 $\mathrm{EU}_1$，并且局部权衡率将描述在特定风险水平下的每个工人的工资风险权衡。同样地，考虑同质企业的情况，其中所有企业都有支付曲线 $FF$。如果存在异质性员工，市场权衡曲线 $XX$ 将近似于企业的支付曲线，其斜率将近似于在该风险水平下改变工作风险的边际成本。

如图 2.1 所示，对于异质的工人和异质的企业，曲线 $XX$ 既没有提供支付曲线的估计值，也没有提供恒定期望效用曲线的估计值；相反，曲线 $XX$ 只反映了不同企业的支付曲线和不同工人的恒定期望效用曲线之间的一组切点。任何给定点（$p_i$，$w_i$）的 $\frac{\partial w_i}{\partial p_i}$ 值都是与处于该风险水平上的特定工人和公司相适应的局部权衡。不同风险水平下的估计权衡率，则反映了其他工作与员工的匹配情况。

由于工人的风险偏好可能不同，估计的局部权衡率可能是一个误导性的指数，反映了在风险发生重大变化的情况下，维持工人恒定期望效用所需的工资差异。工人 2 愿意接受风险为 $p_2$ 的 $w_2$（$p_2$），因为不同工人对相同风险偏好不一样，对相同 $p_2$ 级的风险水平，工人 2 有更高的风险偏好，愿意接受的工资补偿金为 $w_2$（$p_2$）。但是，工人 1 则有更低的风险偏好，针对相同 $p_2$ 级的风险水平，愿意接受的工资补偿金仅为 $w_1$（$p_2$）。如果市场的估计工资风险权衡曲线 $XX$ 是线性的，那么对于那些无差异曲线与 $XX$ 相切的所有工人，估计的权衡率将是相同的。然而，即使对于切线 $XX$ 的线性轨迹，对于与当前风险水平相比超过边际量的变化，工人的工资风险权衡也不会相同，因为相应的权衡值必须在恒定的期望效用轨迹上进行测量，而不是在估计的市场权衡曲线上。

（1）一般规范问题

文献中的基本方法是明确规定一个工资方程，该等式表征图 2.1 中的第 $XX$ 行，或

$$w_i = \alpha + \sum_{m=1}^{M} \psi_m x_{im} + \gamma_0 p_i + \gamma_1 q_i + \gamma_2 q_i \mathrm{WC}_i + \mu_i \qquad (2.1)$$

其中 $w_i$ 是工人 $i$ 的工资率（或其自然对数），$\alpha$ 是一个常数项，$x_{im}$ 是不同工人 $i$（$m=1-M$）的个人特征以及工作特征变量，$p_i$ 是工人 $i$ 的工作死亡风险，$q_i$ 是工作的非致命风险，$\mathrm{WC}_i$ 反映的是工人 $i$ 的工伤应支付的赔偿金，$\mu_i$ 是反映影响工资率的不可测量因素的随机误差项，剩下的项是待估计的系数。$x_{im}$ 值在影响企业的支付曲线、市场机会轨迹和员工偏好方面的不同员工特征（如教育程度）中起着关键的作用。图 2.1 适用于一组拥有相同的生产力，但有着不同偏好的员工。一些研究人员将不同的 $x_{im}$ 变量与风险变量相互作用，以捕捉不同市场对有不同市场机会的工人的作用。交互式的术语，如教育和风险，反映了对员工偏好的可能差异以及企业对不同学历员工的支付曲线差异的共同影响。涉及使用结构方程系统的替代的计量经济学方法，也被用于隔离对工作和员工其他方面的工资风险权衡控制。

在 20 世纪 70 年代之前，由于我们缺乏关于个体工人行为的详细微观数据集，在估计方程式（2.1）中变量的努力基本上是失败的。关于员工行为的大型个人数据集通常包含更广泛的人口统计学和工作特征变量集，而不是行业数据。而且，这些变量的值是与特定的工人匹配的，而不是与整个行业的平均值匹配的。如果存在个人（如自我评估的风险数据）或行业可取得的工作风险数据，我们便可以获得在个人工作选择中的实际点（$p_i$，$w_i$）的信息，而不是某个行业中异质性工人的相关点的平均值。

使用行业层面上的数据集的估值在识别工作风险的正工资溢价时，我们往往会遇到困难。我们对集聚型的行业数据的依赖，形成了异质性偏好的工人和有巨大差异的支付曲线的企业数据池，造成了在任意特定风险水平的权衡估值与任意工人的偏好和任意企业的支付曲线均无联系；相反，微观数据集则为来源于单个企业和工人决策的点（$p_i$，$w_i$）提供了信息。

随着集聚而丢失的变量的一个来源，主要是一生中财富的差异。财富和风险之间的负相关可以用两个原因解释：一是工人偏好的差异会影响这个关系，因为工作安全是个常规经济商品；二是更多富裕的工人会从任意给定的工资支

付表中选择一条具有更低风险水平的期望效用曲线。在任意给定风险 $p_i$ 上，工人会接受的工资 $w_i$ 会随着财富的增加而增加，工资风险权衡 $\partial w/\partial p$ 也会随着财富的增加而增加。企业也会有更强的动机去保护他们技能型更强的员工，因为对这些人的培训会产生更大的投资回报。

总而言之，由以上内容可知，社会中最好的工作趋向于得到最高的报酬。然而，这并不意味着在任何特定的职位不存在补偿金的差异，只能说明它对于工作有更广泛的社会财富方面的影响，使理顺当前的工资风险权衡变得困难。个人层面数据的使用，包括对工人教育、经验和其他与生产力相关的变量的测算，排除了给定生产率的工人在承担更大风险的工作时将获得的额外补偿。然而，我们尚不能确定观察到的风险权衡率差异是否反映了企业诊断对具有不同特征的员工的支付曲线的异质性。

（2）工资变量

我们依次考虑方程式（2.1）中的每一个分量是有益的。因变量是工人的小时工资率。在实践中，研究人员经常被迫使用其他收入衡量指标，如工人的年收入或使用周数和平均工作时间信息构建的工资值。与工人特别相关的不是总量工资，而是某项工作的税后工资。对于大多数劳动力市场研究来说，这种区别并不是很重要，因为如果工人的收入水平和税率没有实质性差异变化，税收的主要作用与按照比例提高工资率没有太大不同。但是，如果方程中还包括工人补偿金变量，如方程式（2.1）所示，则工人的补偿金收益和工资率应以可比的税后收益表示，以便正确衡量工人补偿金的工资效应。

（3）工作风险度量的影响

在大多数情况下，最重要的解释性变量是死亡风险变量 $p$，它是估计工人死亡风险—金钱权衡的基础。理想的风险度量应反映员工和企业对工作的死亡风险的主观评估。实际上，研究人员有一个不太完美的衡量标准，大多数研究都使用了通常提供数千名工人及其工作信息的现有的国家数据集信息。这些数据集包括与工人的人口统计特征（年龄、种族、性别、受教育年限、健康状况、婚姻状况等）、就业性质（工资率、工作时间、行业、职业、工会地位、工作年限等）和居住地相关的详细信息。密歇根大学的工作条件和就业质量调查也包括了工人对工作属性的看法信息。在这些变量中，工人是否认为自己在特定的工作中面临危险，通常情况下，研究人员会根据工人的工作分类，将行业或职业风险的客观衡量指标与之相匹配。

这些风险变量的细化程度各不相同。1971 年以前的劳工统计局（BLS）公布的死亡风险数据以三位数标准工业分类（SIC）代码发布，制造业和非制造业都有代表。1971 年以后，劳工统计局公布了一位数 SIC 代码的死亡风险数据，以便使现有数据更具集合性，甚至我们还可以从该机构获得未经公布的两位数 SIC 代码的死亡风险数据。美国国家职业安全卫生研究所（NIOSH）的死亡风险数据以一位数的 SIC 行业代码提供给每个州。精算师协会的死亡数据是基于职业死亡风险而不是行业风险的，这些数据代表了 37 个职业。这些不同的度量方法的性能是不同的，下面我们将对此进行探讨。

一个基本的问题是，个人风险认知中的系统偏差如何影响导致补偿工资差异估计的市场过程。大量的心理学和经济学文献已经证明了个人风险评估的偏见。个体倾向于高估低概率事件，如被闪电击中的概率，而低估了高概率事件的风险，如死于心脏病的概率（Baruch Fischhoff et al.，1981）。实际概率与感知概率的关系见图 2.2。

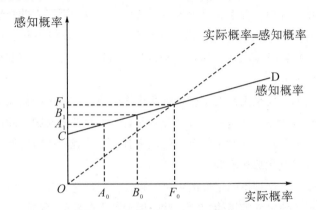

**图 2.2　实际概率与感知概率的关系**

因为这些偏见是系统性的，所以我们对其后果了如指掌。值得一提的是，感知风险和实际风险之间的关系类似于图 2.2 中显示的关系。对于低风险，感知概率线 $CD$ 高于实际概率水平，而对于高风险，则低于这一水平。风险认知的作用是减少个人与风险增量变化相关联的风险变化。因此，如果一项工作对图 2.2 中的工人造成了特定的增量风险 $A_0B_0$，工人将会认为增量的增加量是更低的 $A_1B_1$，因此会要求比其他情况下更少的补偿。就估计的补偿差而言，工人对他们所面临的单位实际风险要求的补偿会更少，因为风险增加量比他们认为的要多。在任何给定的 $p$ 值下，$\partial w/p$ 的值都会更小（Viscusi，1990），从而影响所估计的市场均衡轨迹。对 $XX$ 估计价值的净影响，取决于 $EU_i$ 的变化如何与可用的报价曲线相互作用。此外，风险变量中的随机测量误差会使估计的权衡偏向向下，而系统测量误差则会导致两个方向的偏向。为了区分风险的工资溢价，工资方程应该包括工人工作的其他属性。有风险的工作往往在其他方面令人不愉快。方程（2.1）包含了非致命性风险和死亡风险两个变量，但实际上，这两种风险的数据来源存在不一致，两种风险的数据甚至可能是互相干扰的，所以同时涉及这两种风险变量的研究是存在一定困难的。因此，文献中很少有研究同时包含这两种风险测量方法。排除非致命性风险变量，如果死亡风险变量的系数忽略了非致命性风险保费的影响，则可能导致死亡风险的估计系数向上偏倚，这应该与死亡风险呈正相关关系。此外，如果受伤的概率为正，但死亡风险为零，则可能产生偏差。

另一个关键的风险相关变量是由方程式（2.1）中的 $qWC$ 表示的工人的补偿变量。与工人相关的是预期的工人补偿福利。在补偿差异文献中，早期大多数的研究都没有包括工人补偿变量，但在下面讨论的几项最近的研究中已经包括了这个变量。理想情况下，这个事后补偿变量将以预期工人的补偿福利或其他形式（如预期收入损失的替代率）考虑到工人实际获得福利的概率。如果工人面临的工作构成零风险，那么工人的补偿福利没有提供预期的福利，因此也不会有补偿差异。

一个相关的问题是工人的不确定性所扮演的角色。除了我们无法确切知道的工人的风险认知是什么这一事实之外，还有一个额外的问题，即这些认知可能并不准确。因此，工人对工作造成的危害有一个主观的风险感知，但这些感知可能不像客观概率那么准确。

对工人来说，这种不确定性的主要后果是，一旦他了解了一份工作的不利属性，并修正了他之前的风险信念，就会增加工人辞职的可能性。这种辞职效应可以看成对员工不确定性和适应性行为情况下的补偿差异理论的概括（Viscusi，1979；Viscusi et al.，1984）。衡量这种影响程度的一个指标，就是如果所有行业都消除了工作风险，保持工作的其他方面（包括工资）不变，制造业的离职率将降低 1/3。在理论基础上，学习和适应行为的机会应该使工人要求的单位风险补偿比他们在充分了解概率的情况下更少，即使这些信息没有改变评估的风险水平（Viscusi，1979）。这一结果背后的原因，是在连续的工作选择情况下，员工应该更喜欢不太能准确理解的风险，因为如果他们获得了足够的关于风险的不利信息，他们可以辞职，如果他们获得了有利的信息，他们可以继续工作。雇主也可能通过提高员工工资来应对这种辞职，以留住那些意识到风险的有经验的员工。从经验上看，净效应使从事危险工作的经验丰富的工人获得更高的补偿差价（Viscusi et al.，1991）。

（4）对生命持续时间的认知的影响

标准的享乐主义工资方程包括死亡的概率，但处于危险中的生命数量和质量是不同的。对于典型的健康工作人员来说，个体之间的主要差别将是处于危险中的生命数量。一名 20 周岁的工人在给定的死亡风险中面临的损失比一名 60 周岁的工人更大。此外，我们应予以考虑的抵消影响是在冒险倾向方面可能存在与年龄有关的差异，其中包含一些可能归因于家庭结构的差异。年龄显然是一个潜在影响工人在市场均衡曲线 XX 上位置的因素。如果 XX 是非线性的，那么年龄也可能影响斜率。工人的年龄也可能影响工人所面临的就业机会曲线。

解决寿命问题最简单的方法是加入一个与工人年龄相互作用的死亡风险变量，即 p×工人年龄。Thaler 和 Rosen（1976）以及 viscusi（1979）采用了这一方法，并表明存在显著的负向年龄风险交互作用。

这一方法的改进是加入一个反映预期寿命损失年的变量，即 p×预期寿命。这个变量将捕捉工作中的两种影响。首先，年轻的工作者有更长的未来寿命处于危险之中；其次，随着我们年龄的增长，以我们的年龄为条件的预期死亡日期能够被推算出来。

虽然预期寿命法只是对工人年龄与死亡风险相互作用的一种改进，但它没有认识到在面临风险的生命数量方面打折扣的作用，它不是估计变量的系数与职工的预期寿命，而是估计折现预期寿命损失，所以工作风险变量是 $p(1-e^{-rT})/r$，其中 $r$ 是折现率，$T$ 是剩余寿命。假设影响工人的性格偏好的唯一变量是年龄，而不是企业提供曲线上的风险工作，这样一个模型估计收益率的隐性价值的生命，隐含的价值/折现预期寿命年损失，和工人使用的时间偏好率折现多年的生命。包括方程式（2.1）中预期寿命的折算损失，以代替工作风险变量 $p$，得出相对于预期寿命的估计时间偏好率为 10%～12%（Moore et al.，1988）。就像在工资风险权衡的情况下，工人偏好的异质性的存在将使这个估计成为一个非线性的加权平均的每个工人的偏好。

一个更详尽的替代方案是建立一个终身职业选择模型，从中派生出一个功能形式，供工人决定是否从事有潜在危险的工作。Rosen（1988）、Viscusi 和 Moore（1989）以及 Moore 和 Viscusi（1990a，1990b，1990c）的一系列研究都对这些模型进行了探讨。通过使用工作选择过程的结构模型，这些分析理想地区分了工人偏好与工人特征的差异，这些特征影响着这些工人的市场提供曲线。

两种一般的方法已被证明是可行的：一种是估计一个标准的生命周期消费模型，主要的区别是该模型估计了在每个时期消费流可能终止的概率；另一种是构建一个终身决策模型，在这个模型中，工人从工资提供曲线中选择最优的工作风险，这种风险影响每个时期的死亡概率。后一种方法的一个例子是 Viscusi 和 Moore（1989）的 Markov 决策模型。在选择最佳工作风险时，工人决定了他们的预期寿命。在假设效用函数的显式函数形式（如一个常数相对风险厌恶效用函数 $a+bw^c$）的基础上，Viscusi 和 moore（1989）又在方程结构系统中隐含了工人选择的最佳死亡风险和描述市场机遇的工资方程的假定。对于 $j$ 行业中的工人 $i$，其市场机会受变量 $x_{im}$ 的影响，市场隐含价格方程的形式为

$$Ln\, w_i = \sum_{k=1}^{4} \left( \Phi_k\, R_{ik}\, p_{ij} + \delta_k\, R_{ik}\, p_{ij}^2 \right) + \sum_{m=1}^{M} \psi_m\, x_{im} + \varepsilon_i \qquad (2.2)$$

其中 $R_{ik}$ 为区域虚拟变量，第一个求和为四个地理区域，$\varepsilon_i$ 为随机误差项，$\Phi_k$、$\delta_k$、$\Psi_m$ 为待估计系数。由这个特定模型生成的工人决策方程为

$$Ln\, w_i = (1-\beta)(1-p_{ij}) \frac{\partial \ln w_i}{\partial p_{ij}} + \sum_{n=1}^{N} a_k\, x_{ik} + \varepsilon_i \qquad (2.3)$$

其中 $\beta$ 是待估计的折现系数 $1/(1+r)$，$\varepsilon_i$ 是随机误差项，$\alpha_k$ 是待估计的偏好转移变量的系数。在 $\partial \ln w_i / \partial p_{ij}$ 中，$\partial$ 的值是从第一阶段的市场工资方程计算出来的。这个非线性方程式（2.3）与第二个市场工资方程式（2.2）相耦合，以完成结构方程系统。估计的贴现率范围在 1%～14%，这与人们在评估跨期选择合理性时可以作为参考点的财务回报率大致一致。此外，还有 Kahn 和 Lang（1988）以及 Biddle 和 Zarkin（1988）所倡导的估计结构享乐系统中的一般的估算方法。

在所有这些模型中，工人从工作场所的工资风险组合表中选择最优的工作风险 $p_{ij}$。从这个优化问题推导出一个显式的函数形式，将工人的权衡率 $\partial w_i / \partial p_{ij}$ 与工作选择问题的各个方面联系起来，包括工作风险 $p_{ij}$ 和折扣率，以及在基于有限时间范围的模型中的工人剩余寿命。一些模型还包括工作以外原因造成的死亡概率，以反映工人一生中面临的死亡风险。

（5）效用函数估计

我们应该了解工人效用函数的形状，而不是沿着一个恒定的期望效用轨迹估计局部权衡率，这将为更详细的判断提供基础。例如，它使人们能够分析生命价值随收入水平的变化，并评估风险非边际变化的价值。效用函数模型基于两种不同的状态相关效用函数。在健康状态良好的情况下，效用函数是 $U(w)$，在健康状态不佳的情况下，效用函数是 $V(y)$，其中 $y$ 是死亡时支付的抚恤金，我们可以将 $y$ 作为 $w$ 的函数。在存在死亡风险的情况下，$V(y)$ 代表工人的遗赠函数，如果工人没有受益人，遗赠函数可以等于零。

估计效用函数涉及的估计程序与享乐主义工资方程方法完全不同，而且它使用的数据类型也不同。我们关注的不再是追踪涉及企业的报价曲线和个体工人的恒定期望效用轨迹的切线轨迹；相反，我们关注的重点是一个特定的工人的恒定期望效用轨迹上的两个或更多点提供的信息。由于自然市场实验没有提供这样的信息，研究人员使用了调查证据来说明工人在面临工作风险变化时所需要的补偿差异。这个过程导致估计状态相关的冯·诺依曼—摩根斯坦效用函数 $U(w)$ 和 $V(y)$ 得到一个正的线性变换。

Viscusi 和 Evans（1990）的程序使用来自四家化学公司的工人调查数据，主要提供了沿着一个恒定的预期效用轨迹的两个等效工作 $a$ 和 $b$ 的信息，如图 2.3 中的期望效用。这条曲线与市场报价曲线 ABC 相切。工人报告他目前的工资率 $w_a$ 和他的工作风险 $q_a$，以及评估使用的线性尺度可比的 BLS 伤害风险度量方式。随后，工人就会收到一种化学物质的危险警告，并被告知这种化学物质将取代他现在工作的化学物质。此外，工人还要评估与转换工作相关的风险 $q_b$ 和他需要留在欧盟的工资率。受到工伤后的收入替代 $y_a$ 和 $y_b$，可以使用 $w_a$、$w_b$ 和工人的居住州的补偿福利公式计算。调查涉及以下等式的组成部分：

$$(1 - q_a) U(w_a) + q_a V(y_a) = (1 - q_b) U(w_b) + q_b V(y_b) \qquad (2.4)$$

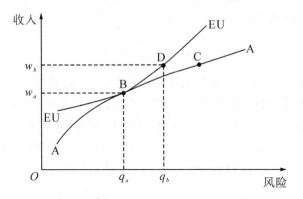

图 2.3　市场报价曲线和工人期望效用

除了 $U$ 和 $V$，方程式（2.4）中的所有元素都是可观察到的。我们必须对效用函数施加某种结构，才能使其估计可行。如果我们假设效用函数的具体函数形式（如对数）使用泰勒级数近似一般的效用函数，我们就可以解决方程式（2.4）中工资增加所要求的工人面临的新风险的问题，由此产生一个方程，可以用非线性回归方法估计。如果我们在一个恒定的期望效用轨迹上观察到两个以上的点，如 Evans 和 Viscusi（1991）的研究，那么我们有能力估计由大量参数表征的效用函数。

效用函数估计程序通过使效用函数的参数依赖于工人的特征，可以明确地识别个体异质性的作用。这种区分偏好差异的能力部分源于使用的数据没有混淆工人和公司决策的影响。我们只使用沿着工人的常数期望效用轨迹的多个点 $(p_i, w_i)$ 上的信息。估计涉及跨越一个广泛样本的工人特征的变化，使估计效用函数参数对个人特征的依赖性成为可能。

### 2.8.1.2 非行为估值——人力资本法

人力资本法下的 VSL 估值仅取决于因健康或生命损失所产生的机会成本，即个体或群体在健康状态或生前的潜在经济生产能力。这种非行为估值的思想最早起源于英国经济学家 Petty（1699）的《政治算术》一书。书中记载：英国海员所获得的收益约为农民的三倍，故一个海员可近似地等价于三个农民。在西方国家中，Petty 率先将个体的经济生产能力与 VSL 进行关联。直到 1853 年，英国统计学家 Farr 在伦敦的《统计学会月刊》中提出一系列基于个体未来净收益折现的 VSL 计量公式，这类关注潜在经济生产能力的人力资本估值模型才逐渐被学术界知悉。早期的人力资本法主要用于评估个体或群体对国家财富的贡献。测度个体生产力水平时，我们一般依赖人均 GDP（国内生产总值）等宏观经济指标，并以此作为评估 VSL 的基础。其中，比较有代表性的是英国统计学家 Farr 构建的计量模型，即

$$V = \frac{I - C}{Q} \tag{2.5}$$

其中，$V$ 代表 VSL，$I$、$C$、$Q$ 分别代表社会总收入、总消费以及总人口。考虑到不同年龄阶段的群体在经济生产力和消费习惯上可能存在较大差别，为使模型更加贴合实际，Farr 在原有模型的基础上将不同年龄阶段的人进行分割，即 $V = \{V_1, V_2, \cdots, V_n\}$，其中 1，2，$\cdots$，$n$ 分别代表 $n$ 类不同的年龄分布，故改良后的宏观 VSL 计量模型衍化为

$$V = V_1 + V_2 + \cdots + V_n = \sum_{n=1}^{N} \frac{I_i - C_i}{Q_i} \tag{2.6}$$

根据上述的简易模型不难发现，社会平均 VSL 会随着国民经济水平的提高而提高。从宏观上看，人力资本法下的 VSL 最终取决于国家或地区的经济发展水平；从微观上看，人力资本法下的 VSL 则最终取决于个体的收入水平和消费习惯。随后，人力资本法开始长期被应用于评估环境污染、工伤事故对健康造成的损害价值或由于采取控制或治理污染措施、采取安全技术措施而对健康产生的有利效益。相关的学术探讨也主要针对经济价值的具体涵盖范围展开，如王亮（2004）将个体经济价值划分为三个层次：一是个体为自己和家

人所创造的收入和财富；二是个体为自己和社会所创造的收入和财富；三是个体在生前和身后为自己及社会所创造的收入和财富的总和，层次越往后，效用价值所囊括的范围越广。不同学者基于不同视角，对个体效用价值内涵的解读存在较大差别。程启智等（2011）提出，从不同的研究视角出发对个体效用价值的界定也应当区别对待，并分别从个体对国家财富的贡献、人寿保险领域应用和企业安全投资收益三个方面对个体经济价值进行了界定。然而长期以来，学术界对此问题并未达成共识。

随着人力资本法应用场景的扩大，非行为估值思想的缺点开始暴露，并因道德伦理问题引发了学术界的激烈争议。最为明显的表现在于，VSL 的计量过分依赖于社会或个体的经济生产能力，人力资本法下经济发达地区与欠发达地区、高收入群体与低收入群体之间的 VSL 会出现较为明显的差距，这可能被认为是不道德的。现阶段，人力资本法在西方发达国家开始逐渐退出学术舞台，但不可否认的是，该方法在诸多国家与地区的伤亡偿付等现实问题中发挥了重要的理论作用。

### 2.8.1.3 行为估值——支付意愿法

从生存风险的视角切入去评估个体或群体的 VSL，与基于经济生产能力的会计程序相比，是完全不同且更合理的方法。支付意愿法最早可追溯到美国经济学家托马斯·谢林（Thomas Schelling）于 1968 年所做的研究，其观点认为 VSL 的大小取决于评估主体的消费选择，这实质上是在控制风险与消费品选择之间进行权衡。假设评估主体愿意花费 1 000 元来规避 1/100 的死亡风险，那么挽救生命的成本就为 10 万元，这 10 万元可近似与个体 VSL 关联。需要补充说明的是，支付意愿法下 VSL 捕捉的是评估主体在收益和小概率死亡风险之间的权衡，并非个体为避免某种死亡而愿意支付的金额，也非个体面对某种死亡时要求得到的补偿金额。研究的方法大致可划分为两类：一类是陈述性偏好法（stated preference，SP）；另一类是揭示性偏好法（revealed preference，RP）。

（1）陈述性偏好法

陈述性偏好法一般通过设计调查问卷等方式进行，由评估主体直接陈述当死亡风险变化时的支付意愿（willingness to pay，WTP）或受偿意愿（willingness to accept，WTA），从而计算出研究群体的生命评估值。在评估生命价值时，陈述性偏好法中最典型的研究方法为条件价值法（contingent valuation method，CVM），条件价值法最初由 Davis 于 1963 年提出，早期主要应用于自然资源经济价值的评估，后被国外学者引入 VSL 评估领域。其评估的一般步骤为：①收集研究群体的性别、年龄和学历等背景信息；②详细了解研究群体对其死亡风险变化时的支付意愿或受偿意愿；③调查研究群体的经济特征，如个人及家庭的年度可支配收入等；④计算出研究群体的 VSL；⑤根据收集的数据，利用多元回归分析等手段对研究群体的 VSL 进行归因，并以此对既有的 VSL 理论进行补充。

学者们在使用条件价值法对研究群体的 VSL 进行评估时，核心问题在于如何设计问卷调查的形式。罗俊鹏等（2008）指出，在使用条件价值法对生命价值进行评估的过程中，为使评估过程更具操作性、结果更加精确，问卷调查的形式也在不断地发展完善，其衍化过程如图 2.4 所示。

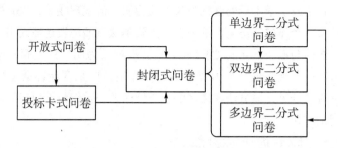

**图 2.4　问卷调查形式的衍化过程**

早期用于研究 VSL 评估的问卷形式以开放式问卷为主，开放式问卷一般没有严格的结构安排，被调查者可以较为自由地陈述自己的偏好，研究者往往能够收集到广泛的信息，但难以对内容进行标准化处理，增加了量化及统计分析的难度。而投标卡式问卷则多用于调查研究群体的支付意愿，一般被调查者需要在多种不同区间的支出数额中进行选择。为了能够更方便地对收集到的信息进行统计分析，问卷的设计形式开始逐步朝封闭式问卷发展。目前，二分式问卷为封闭式问卷中用于 VSL 评估的主要引导技术。蔡春光等（2007）指出，二分式问卷通过建立被调查者反应结果的概率与支付值或受偿值之间的函数关系，计算出被调查者的支付意愿或受偿意愿。而双边界二分式、多边界二分式问卷则在单边界二分式问卷的基础上，根据被调查者选择的结果对其支付值或受偿值的额度进行调整。例如，当被调查者对问卷中给定的初始支付值持肯定态度时，则应适当调高该支付值，当被调查者需要对新的支付值进行选择时，此时肯定和否定的结果都可能出现，这就是双边界二分式问卷，多边界二分式问卷则以此原理继续拓展。从理论上讲，支付值或受偿值调整的次数越多，后续通过计量方法得出的被调查者的支付意愿或受偿意愿也就越精确，但综合研究的操作性、间接性等原则，现阶段学者们主要采用双边界二分式问卷对 VSL 理论展开研究。

（2）揭示性偏好法

揭示性偏好法一般通过考察人的实际选择来估算 VSL，其中最主要的研究方法为工资风险法（hedonic wage model，HWM），又称为"享乐主义工资法"。该方法根据既有劳动力市场中人们对工资—风险的权衡结果来测算人的生命价值。例如，金融行业的年死亡风险为 0.1%，该行业的年平均工资为 3 万元，假设金融从业人员充分了解该行业的工资与风险情况，那么现有金融行业则是劳动者自由选择的结果，我们基于工资风险法可以得到该行业从业人员的平均 VSL 为 3 000 万元。

工资风险法的优势主要体现在两个方面：第一，特定行业薪酬水平及风险程度的数据获取相对简单；第二，研究的场景为现实市场，而非虚拟市场。在现实市场中，职业风险的差异并不是造成职工薪酬高低的唯一因素。亚当·斯密在《国富论》中提到，工资存在差距主要有两方面的原因：一是劳动性质本身的原因，如工作环境和作业难度等；二是社会的原因，如职业的社会认可程度等。在实际的研究中，我们往往需要收集大量与工资有关的工作性质因素、社会因素等方面的数据，并将其作为控制变量，利用多元回归分析的方法单独考察工资与死亡风险之间的关系，而死亡风险的回归系数的经济意义为：在其他变量不变的情况下，每增加 1 单位的死亡风险所需要的工资补偿数额，而该回归系数则可近似地表示为 VSL。根据上述分析，我们可建立如下计量模型：

$$W = \beta_0 + \beta_1 L_i + \beta_2 S_i + \beta_3 R_i + \mu_i \qquad (2.7)$$

其中，$W$ 为工资数额，$L_i$ 为工作性质方面的因素，$S_i$ 为社会方面的因素，$R_i$ 为死亡风险，$\beta_0$ 为常数项，$\beta_1$、$\beta_2$ 为回归系数，$\beta_3$ 为 VSL，$\mu_i$ 为随机扰动项。

在实际应用中，学者们在回归模型的选择上也存在差异，现阶段主要以线性回归和半对数回归模型为主。而具体模型的选择主要基于样本的实际特征，以便提高研究结果的准确性。研究文献中较为典型的是秦雪征等（2010）的研究，他们使用半对数回归模型估计了我国不同地区群体的 VSL，测算出了我国总体、城乡以及东、中、西部不同群体的 VSL。

支付意愿法的调查难度在于，它对健康风险的调查评估的一个关键点是，只有在个人了解他们所答复的任务的情况下，答复才会可靠。有一个特别令人关注的问题，就是在调查情况下人们对风险资料的处理。

Viscusi、Magat 和 Huber（1987）研究中的第一项研究集中于个人对漂白剂和排水器、氯胺气体、儿童中毒和手部烧伤等风险的评估。这些风险的影响绝不是灾难性的，但在三个案例中，受访者对他们 VSL 的估计价值超过了 100 万美元。

Viscusi、Magat 和 Huber（1987）没有处理过类似的伤害补偿事件，但处理了一个更容易理解的风险级别——每年约为 15/10 000。他们在研究中评估的健康影响的价值范围为 700~3 500 美元，因此诸如皮肤中毒和使用氯胺气体等风险影响的价值范围较为合理。

这些研究的差异可以追溯到第一项研究中的小风险带来的困难。个人愿意为降低 1/1 000 000 的漂白剂风险而支付 1 美元，那么这个风险伤害值为 100 万美元（伤害值 $=\dfrac{1}{\dfrac{1}{1\ 000\ 000}}$）。但这种个人支付意愿并不能完全反映风险和金钱的关系，因为个人往往无法处理小概率的事件。风险经验的通常范围比风险发生的频率要高得多。心理学和经济学文献中的证据表明，人们倾向于高估概率极低的事件的规模，特别是那些引起人们注意的事件。调查方法可以引出被调查者所感知到的个人评估，但必须确保他们所感知到的是准确的。风险认知上的错误可能是一个特别突出的难题。

关于调查评估的最后一个问题是，被调查者是否诚实和深思熟虑地回答了调查问题。在实践中，事实证明，真实地揭示偏好的问题要比由于无法理解调查任务而引出有意义的回答的问题少得多。战略性失实陈述也可以通过使用调查机制来解决，该机制旨在诱导被调查者对偏好的真实表达。

### 2.8.2　VSL 理论在疫情中的借鉴

在新冠肺炎疫情中，不幸牺牲的一线工作人员大体可分为两类：一类是因近距离接触病患而感染新冠肺炎致死的工作者；另一类是在疫情防控工作中因过度劳累、突发疾病致死的工作者。在这里，我们主要探讨第一类在疫情中牺牲的工作者的补偿问题，并根据他们与病患的接触频率，将因感染致死的一线工作者粗略地分为医务工作者和其他工作者。我们借鉴 VSL（生命价值）理论中人力资本法与支付意愿法的评估思想，构建在疫情中因感染新冠肺炎致死的两类工作者的补偿模型。

#### 2.8.2.1　人力资本法的借鉴

从人力资本法视角出发，一线工作者的健康或生命损失补偿除考虑个体前期的人力资本投入及其为社会、企业、家庭、个人所创造的效用价值以外，我们还需考虑工作群体及个人在新冠肺炎疫情中所产生的精神价值。

第一，人力资本投入是个体为维持生命机能、提高工作效率而在生活、教育、培训等方面所进行的投资，这部分的投资支出需要纳入个体 VSL 当中。即

$$V_1 = V_{11} + V_{12} + \cdots + V_{1n} \tag{2.8}$$

其中，$V_1$ 为人力资本投入，$V_{11}$、$V_{12}$……$V_{1n}$ 为人力资本投入过程中产生的各项费用。

第二，根据王亮（2004）的观点，效用价值可以被理解为个人为自身、家庭、企业和国家所创造的财富。但是个体效用价值并不能简单地与薪酬水平直接挂钩。马克思在其著作《资本论》中指出，人们在从事劳动生产的过程中产生的价值，除领取的劳动报酬以外，还包括一部分被企业无偿占有的价值。另外，在显性的劳动报酬和被剥削的剩余价值之外，还包括无薪酬支付的"隐性劳动"，如个人的志愿服务行为等。因此，个体效用价值可近似划分为四个部分，具体转化形式及测算公式如表 2.2 所示。

表 2.2　个体效用价值的具体转化形式及测算公式

| 效用价值 $V_2$ | 转化形式 | 计算公式 |
|---|---|---|
| 税后劳动报酬 $V_{21}$ | 自身和家庭收入 | $V_{21}$ = 税前劳动报酬 − 个人所得税 |
| 剩余劳动价值 $V_{22}$ | 企业经济增长 | $V_{22}$ = （税后净利润 − 全部资本成本）/ 总人数 |
| 各项税费 $V_{23}$ | 国家财政收入 | $V_{23}$ = 个人所得税 + 其他税费 |
| 隐性劳动价值 $V_{24}$ | 服务、体验 | $V_{24}$ = 该劳务从业人员的平均薪酬水平 |

第三，一线工作者健康或生命损失补偿的组成成分中还应包含其精神价值。司法领域常用精神损失补偿来对受害人或其家人精神上的痛苦和心灵上的创伤进行补偿，但其中包含一定的惩罚属性，难以剥离成纯粹的精神补偿。杨宗康（2010）认为，精神价值可以通过因个体健康损失或消亡而给家庭、社会造成的精神损失来近似表征，其大小应当依赖于个体为自身所创造的价值，并提出成年个体精神价值 $V_3$ 的计算公式，即

$$V_3 = 0.1 \times \left( 1 - \frac{|35 - i|}{73} \right) \times \frac{w_i}{W_i} \times V_{21} \tag{2.9}$$

其中，$i$ 为评估对象的年龄；$w_i$ 为评估对象在年龄为 $i$ 时的年收入水平；$W_i$ 为评估对象在年龄为 $i$ 时的家庭年收入水平。

我们认为，此次疫情中不幸遭受健康或生命损失的一线工作者，其精神价值补偿不应与个体效用价值直接挂钩。其中，对社会层面所带来的精神损失，

应侧重考虑工种、作业风险、社会关注等因素，因此我们构建的精神价值补偿模型为

$$V_3 = V_s + V_f \tag{2.10}$$

$$V_f = f(W, R, A, O) \tag{2.11}$$

其中，$V_s$ 和 $V_f$ 分别表示因个体健康损失给社会和家庭所带来的精神损失，而社会精神损失则可进一步表示为一线工作者具体工种（$W$）、作业风险（$R$）、社会关注（$A$）以及其他因素（$O$）的函数。

综上所述，医务工作者与其他工作者的补偿区别主要在于个体早期的人力资本投入、经济生产能力以及社会与家庭需要承受的精神损失。从精神损失的构成要素来看，具体工种可参照行业平均薪酬水平进行测度，作业风险可根据工作人员与病患的接触频率进行估计，而社会关注则可参照媒体报道次数、搜索指数等指标进行估计。一般而言，作业风险及社会关注越高，家庭及社会所承受的精神损失也就越大。

### 2.8.2.2 支付意愿法的借鉴

在支付意愿法的经济学解释中，个体 VSL 的计量仅考虑个人风险与收益两个维度，虽然充分尊重个体的行为选择自由，但也体现了西方资本主义的狭隘。在此次疫情中，中国大批医务工作者主动请缨，奋战一线，在承担超额死亡风险的同时，不计个人收益得失。西方 VSL 理论中支付意愿法的应用几乎失效，但仍存在借鉴和改进的空间。

首先，单从西方的个体风险—收益观来看待中国一线工作者的此次行为，是有失偏颇的。我们认为，在此次疫情中，对于一线工作者而言，其收益不仅包括狭义上的工资补偿，还包括广义上的因救治或服务于感染患者所带来的自我满足感，这种满足感所带来的收益可近似等价于感染患者们的健康回复水平。因此，狭义的支付意愿法可改进为广义的工资—满足感—风险模型，即

$$V = \frac{E_w + E_p}{R} \tag{2.12}$$

其中，$V$ 为个体 VSL，$E_w$ 为工资补偿数额，$E_p$ 为一线工作者的道德收益，$R$ 为因工作环境变化而增加的死亡风险。

其次，一线工作者在提高自身死亡风险的同时，降低了感染患者的健康损失，创造了极高的社会价值。死亡风险在一线工作者与患者之间发生了转移，但这种风险转移并非是完全等价的。整个过程中，政府投入了大量的医疗成本，能有效控制部分风险，故一线工作者和患者两个群体之间死亡风险的关系可近似表示为

$$R_p = \alpha R_w \qquad\qquad (2.13)$$

其中，$R_p$ 表示患者所降低的死亡风险，$R_w$ 表示一线工作者所增加的死亡风险，$\alpha$ 为调整系数，一般介于 0 和 1 之间。西方传统的支付意愿模型对于风险的解读也仅局限于个体。我们认为，此次疫情中，自愿承担超额死亡风险的一线工作者，除物质收益驱动外，还出于自身增加的风险能够在工患群体间实现转移。从该视角出发，支付意愿模型则可改进为

$$V = \frac{E}{R_w - \beta R_p} \qquad\qquad (2.14)$$

其中，$V$ 为个体 VSL，$\beta$ 为调整系数。

在模型（2.12）中，医务工作者与其他工作者的补偿区别主要来自工资补偿、死亡风险和道德收益三项指标。具体来看，具体的工资补偿数额取决于组织单位的实际情况，死亡风险可通过工作人员与病患的接触频率进行估计。而最具量化难度的则是个体的道德收益指标，我们建议如下：第一，可参考工作者初期进入疫情防控一线的主观意愿；第二，根据同事及病患的信息反馈来评价其工作或服务的积极性。在模型（2.14）中，医务工作者与其他工作者的补偿区别主要来自不同工种的死亡风险，我们认为，可参考现有样本中的两类工种的死亡比率来评估病患在医务工作者与其他工作者之间的风险转移情况。

针对国内现行的新冠肺炎疫情，本书借鉴西方 VSL 理论，重点探讨了在疫情中牺牲的一线工作者的价值补偿问题：

第一，本书从人力资本法的思路出发，新增了一线工作人员精神价值补偿，即因健康或生命损失而给家庭、社会所造成的精神损失。

第二，本书从支付意愿法的角度出发，在传统模型的收益参数部分，除物质收益外，还引入因救治或服务患者所带来的精神满足收益。

第三，在风险参数部分，除一线工作者因工作环境而增加的死亡风险外，本书还引入了患者因工作者服务而降低的死亡风险，并将两者有机结合共同纳入模型中。改进后的 VSL 理论更加符合当下的实际情况，对政府的补偿安抚工作也更具参考价值。从人力资本法的视角来看，新增精神价值补偿是对个体效用价值论的补充和完善；从支付意愿法的视角来看，新增"精神满足收益""风险转移"的概念，是对传统狭义理论的广义思考与探索，但是考虑到支付意愿调查真实性表述的难度以及我国的实际情况，本书对医务人员风险作业补偿的支付意愿法不做深入研究。

# 3 医务人员风险作业补偿的国际现状

鉴于传染病防控的高风险性，以及其他突发公共卫生事件的危害性，一些国家对医务人员风险作业的风险进行了分类评估，并在风险评估的基础上进行了经济补偿的探索实践。

## 3.1 欧美国家医务人员风险作业分类

对风险作业的分类，人们既可以针对性地制定风险管理政策，也可以在风险作业分类的基础上分类评估，这是给予医务人员风险作业经济补偿的前提。因此，美国疾病控制与预防中心对于医护人员在工作场所可能遭遇的工作风险进行了分类，主要包括传染源风险、化学危害和物理危害等。

（1）传染源风险。传染源风险是能够产生感染或传染病的生物。它们包括细菌、真菌、病毒和寄生虫。由于医护人员工作中涉及的各种类型的诊疗活动存在受污染的可能性，因此他们与传染源接触的风险很高。

（2）化学危害。医疗保健场所中存在许多有害化学物质，可能对医务人员、患者和其他人员构成暴露风险。这些化学品被用于执行以下操作：治疗患者（如抗肿瘤药、气雾药物、麻醉气体等）；清洁和消毒工作表面（如酚醛、季铵化合物、漂白剂等）；医疗用品和仪器（如环氧乙烷、作为组织标本固定剂的二甲苯等）；激光和电外科设备在外科手术过程中产生的外科烟雾，其包含许多有害化学物质。

（3）物理危害。肌肉骨骼疾病是职业保健中的主要问题。医务人员受伤事件频繁发生，并且通常是因为他们对患者进行重复处理而引起的，其中还涉及在转移或重新安置患者以及在极为尴尬的位置工作时需要进行的繁重的人工抬起的工作。在美国，由于肥胖病流行，医务人员需要抬起的患者体重往往较重，并且在日常生活活动中需要帮助的老年患者人数量增加，使抬起患者变得更加困难。

（4）家庭护理的职业危害。在美国，家庭医疗保健是至关重要的行业，它为患者、老人或残疾人士提供所需的医疗帮助。家庭医疗保健工作者为患者提供了在自己的家中，而不是在医疗保健或护理机构中享受优质医疗服务的独特机会。尽管家庭医疗保健工作者为他人的福祉做出了巨大贡献，但他们经常面临各种严重的潜在威胁。

（5）牙科专业人员在作业时，存在与工作有关的各种安全问题和健康危害问题，这些危害有时可能被忽略。这些危害不仅包括与患者接触引起的暴露风险，还包括许多其他风险，如呼吸道疾病和肌肉骨骼疾病，牙科专业人员暴露于辐射之下，眼睛也有可能受伤。这就需要人为地进行教育和干预，以减少这些危害的发生。

## 3.2　欧美国家医务人员风险作业补偿

美国、英国和澳大利亚的公共卫生人员大多属于政府雇员，其薪酬体系均由政府制定，且根据不同职位、受教育程度、工作年限、专业级别等具体指标界定年薪。

美国公共卫生人员薪酬依据联邦政府人力资源管理局制定的标准执行；澳大利亚专业公共卫生人员薪酬标准由各州及地方政府制定；英格兰75%的公共卫生人员的工资按照 AFC（agenda for change，即改革议程）级别体系定级，其中医生按照 medical（医疗）等级确定，部分公共卫生人员工资按照公共管理工资划定级别方式确定。

除基本工资外，美国、英国和澳大利亚的各类公共卫生人员均可享受公共假期、带薪年休假、病假、家庭成员（儿童）抚养补贴等。除此之外，从事特殊工作的公共卫生人员还可得到特殊津贴，包括主管津贴，加班费，超时工作、值班、制衣和洗衣津贴等。美国、英国和澳大利亚公共卫生人员的工资水平在卫生行业均处于中等水平。

美国疾病控制与预防中心的工作人员工资水平参考了同行业的工资标准，2013年流行病学专业工作人员年平均收入为 65 270 美元，高于放射技师

（55 200 美元）和临床试验技术人员（37 970 美元），但是远远低于同期全美排名前列的麻醉师（235 070 美元）、外科医生（233 150 美元）和家庭（全科）医生（183 940 美元）。澳大利亚公共卫生人员相同级别之间的工资差距不大，其工资水平与注册医生水平相当，是全科医生的 30%～50%。

卫生人力费用占据了公共部门支出的很大一部分。例如，拉丁美洲和欧洲联盟中分别有 12% 和 37% 的卫生工作者是公共部门的雇员。因此，工资上涨可能会减少可用于其他关键医疗用品和设备的资金，特别是在财政资源有限的发展中国家。部分员工的工资增加，无论其合理性如何，都有可能引发其他员工的不满。临时加薪或补充付款也趋于成为永久性的，从而造成长期扭曲的财政可持续性的问题。这就需要相关部门快速评估卫生工作者薪酬的水平和结构，以量化应支付的额外工资额。卫生机构人员包括一线医务人员（医生、护士、社区卫生工作者）以及非医疗行政和支持人员。

在许多世界银行客户国家，卫生工作者的总工资包括：①基础工资。这是基于公务员薪酬法律或公共卫生工作者工资立法中的薪酬等级。②加班津贴或加班费补偿。它们通常以超出正常规定时间的额外加班小时基本工资的百分比形式体现。③危险津贴或有害工作条件津贴。这些津贴以被视为对个人有风险的工作条件的工资的百分比形式体现。④其他津贴。它们通常会受到工作者的资历、额外的培训或学历，以及在农村地区或偏远地区工作等因素的影响。⑤绩效工资。这是根据输入（如工作时间）、输出（如接受治疗的患者）或结果（如患者满意度）而定的额外付款。⑥每日津贴或工资补助。这些通常用于参加研讨会或培训，并且可能占工资总额的很大一部分（超过 10%）。

关于卫生工作者工资的跨国数据非常有限。世界银行针对拉丁美洲的10 个国家和欧盟的 27 个国家提供的数据显示，尽管卫生工作者的确比其他经济部门的工作者享有更高的保费，但保费随国家收入水平上升而下降。高收入国家的医务工作者与低收入国家的医务工作者相比，他们的保费水平反而会受到性别、受教育程度、地理位置因素的负面影响。但是，这些平均值掩盖了不同类别的卫生工作者的差异（在拉丁美洲和欧盟国家中，医学工作者占所有卫生工作者的 20%～50%）。

在增加临时薪酬上，相关部门应保持简单性和暂时性。以下注意事项可被应用于指导卫生工作者额外薪酬的设计：

（1）合法性。政府需要清楚地说明加薪的目的和有资格的员工类别。鉴于医疗机构中的所有工作人员都可能要加班，并承担更多的风险，因此最简单的标准是将所有医务人员（医务人员和非医务人员）包括在 COVID（冠状病毒）热点的所有机构中。由于财政原因，政府可能希望排除非医务人员，但这会滋生的不满和不和谐。

（2）临时性。补充工资应是政府法令授权的临时"特殊津贴"，在危机结束时应予以取消。它应该是固定的名义金额（而不是工资的百分比），以便易于管理并分配给指定地区的所有卫生工作者。各国政府应避免对该国公共部门工资立法中规定的基本工资进行更改，因为这些更改可能会永久化。补充工资应按月或按季度授权，以使政府能够随着危机的发展灵活地调整金额。

（3）易于验证。鉴于政府的能力已达到极限，应避免任何需要昂贵验证的加薪。该标准排除了绩效激励措施，因为其要求对条件激励措施的增加或改进的投入、产出或结果进行独立验证。

（4）公平性。危机前的工资结构通常是不公平的，在许多世界银行客户国家中并不透明。通常，具有相似技能和经验的医务工作者，会根据难以证明的特质因素而获得明显不同的工资。医生的收入通常也比护士高得多。补充工资应尽量减少这些危机前的工资不平等现象。一种较好的方法是向卫生工作者提供一次性付款，而不是按百分比付款，这将更易于管理并且更加先进。补助金的确切数额需要根据数据确定，一个很好的经验法则是，补助金至少应占总工资的20%，但是金额必须由可用的财政空间来确定。

## 3.3 其他国家新冠肺炎疫情背景下的医务人员风险津贴情况

### 3.3.1 美国的新冠肺炎危险津贴

3.3.1.1 美国《冠状病毒前线工人公平报酬法》与新冠肺炎危险津贴

美国2020年5月5日颁布《冠状病毒前线工人公平报酬法》，要求财政部部长建立一个冠状病毒基金，向高风险的卫生保健工作者和基本工作者提供危险津贴。相比于法定的联邦最低时薪7.25美元，法案规定提供高风险医护服务的医护人员每小时工资为18.5美元（2020年人民币兑美元的平均汇率为6.9，风险作业的美国医务人员时薪为127.65元），但同时也有一定的限制。

（1）总额限制：2020年年收入在200 000美元或以下的医护人员所获得的危险津贴总额不得超过35 000美元；2020年年收入超过200 000美元的医护人员所获得的冠状病毒基金提供的危险津贴总额不得超过15 000美元。

（2）时长限制：提供高风险医护服务的医护人员以每小时18.5美元计算

工资的工作总小时数每周不得超过 40 小时。

通常情况下，高风险医护人员是指：

一是在医疗保健行业工作的个人，包括医生、护士、外科医生、外科助手、医师助理、神经科医生、心脏病专家、麻醉师、妇产科医生、儿科医生、医学和临床实验室技术人员、紧急医疗技术人员、护理人员、家庭保健和个人护理助手、护理助理、后勤人员、诊断医学超声医师和医学剂量医生以及心血管、核医学、放射和磁共振成像技术人员。

二是由政府确定的正在提供或支持医疗服务以治疗 COVID-19 的个人。

具体的流程如下：

第一，向财政部提交相关材料。自《冠状病毒前线工人公平报酬法》颁布之日起不迟于 60 天之内，每个雇主应向财政部提交每个冠状病毒危害支付季度的相关内容，如对于属于高风险卫生保健工作者的雇员，按该季度的正常工资率付款的预测；上一季度的此类付款证明；每名高风险卫生保健工作者的工资率；每名雇员每周提供了多少小时的保健服务或基本服务。

第二，财政部制定程序和评估标准。财政部门应制定提交申请的程序，包括更正此类申请的程序；制定评估每项此类申请的标准。

付款的分配方式如下：

第一，支付给雇主的款项。自《冠状病毒前线工人公平报酬法》颁布之日起不迟于 75 天之内，财政部应根据季度的工资预测和总额限制的标准支付冠状病毒危害津贴，并应根据上一季度的此类付款证明认证的上一季度的任何盈余或赤字做出适当的调整。

第二，支付给雇员的款项。根据支付给雇主的款项，雇主应在 14 天之内，向每位高风险卫生保健工作者支付适当的危险津贴，并应考虑对上一季度认证的任何盈余或赤字进行适当的调整。

第三，雇主的待遇。除非雇主已与财政部达成书面协议，否则雇主不得获得本应支付给雇员的付款。

其特别规定如下：

第一，不作为补偿的付款。不作为补偿的付款包括了 1938 年通过的《公平劳动标准法》中提及的，对工资、加班费或任何其他形式的报酬不得视为补偿；还包括了在确定雇主提供的福利时已考虑在内的相应补偿。

第二，联邦计划管理中不计入的冠状病毒危险付款。向任何个人支付的冠状病毒危险津贴不应视为收入，也不应视为资源。

第三，对于属于高风险卫生保健工作者的雇员，雇主不得降低该雇员的正常工资，因为该雇员已根据本条领取了危险津贴；或雇主不得因为该雇员收到了本条规定的危险津贴而歧视雇员，包括以低于先前工资率而终止雇用该雇员的意图。

### 3.3.1.2 新冠肺炎疫情与美国护士危险报酬争议

由于美国人经历了 COVID-19 大流行，大约有 5 000 万个基层工人面临感染和死亡的危险。这些基层工人中的多数人是护士，他们在照顾感染者的同时还要面临自身健康风险。随着联邦政府对大流行病的应对全面展开，护士的危险津贴仍然是一个关键问题。在 COVID-19 大流行期间，护士最重要的危险报酬问题包括危险津贴的界定、危险补偿运作、危险补偿的法律解读、护士领取危险津贴的数量等。

（1）危险津贴的界定

根据美国劳工部要求，危险津贴是对涉及身体困难或危险的工作的额外补偿。员工除了领取常规工资外，还可以领取危险津贴。

（2）危险补偿运作

雇主通常会根据固定费用或增加的每小时费率来计算危险津贴，然后将总数加到工人的正常工资中。例如，雇主可能为每位在危险条件下工作的雇员支付10%的保险费，即这样的员工在工作的所有时间中，将获得除小时薪以外的10%的报酬。那么，那些有资格加班但仍在危险条件下工作的工人呢？此类工人的加班时间将根据其正常工资总额加上10%的保险费来计算。即使排除适用于加班费率计算的其他因素，危险津贴也不会受到影响。在固定费率的情况下，雇主可以决定每个时期的金额。例如，如果雇主每月提供300美元的危险工资，则雇员将在常规工资的基础上获得该工资。请务必注意，雇员仅在危险条件下工作的时间可获得危险津贴。

（3）危险补偿的法律解读

联邦法律没有规定雇主必须为雇员提供危险津贴。在大多数情况下，危险津贴是雇主的决定，通常与使他们的组织更具吸引力有关。当然，此类谈判通常会通过与工会集体谈判来进行。但是，这并不意味着非工会工人无法获得危险津贴。许多人也确实有资格获得它。在全州范围内，没有法律要求私营部门雇主支付危险津贴，但是有些地区必须为当地政府的工作人员支付危险津贴，其中就包括亚拉巴马州的伯明翰。这里还有一个例外，就是美国有几项联邦法规要求执行特定危险任务的联邦工人获得危险报酬。

（4）护士危险津贴的现状

在大多数情况下，美国的护士并不会获得危险津贴。尽管他们在防控COVID-19大流行中起着关键性作用，但实际上全美国很少有护士获得危险津贴。

自从COVID-19大流行以来，美国国会已批准了数项救济计划，以帮助稳定经济。数万亿美元被用于帮助美国人抵御这场大流行的经济影响。没有一个联邦将这笔钱用于向流行病前线的基层工人支付任何形式的危险津贴。2020年5月15日，美国众议院通过了《健康和经济复苏综合紧急解决方案法》（《HEROES法案》）。该法案拨出了2 000亿美元用于支付基层工人的危险津贴。美国国土安全部（DHS）确定了17类有资格领取危险津贴的基层工人。早在《健康和经济复苏综合紧急解决方案法》提交参议院审议时，它并没有被通过；相反，参议院提出了法案——《21世纪治疗法案》。那时，双方就开始陷入僵局，在成千上万个无法从提议的危险津贴中受益的基层工人中，就包括了护士。随着僵局的加剧，一些独立机构决定对基层工人实施一种危险津贴。在这种情况下，护士将因在COVID-19大流行的前线工作而获得少量收入。但是，这种大胆而创新的决定很少，因此也很少有护士从这种独立计划中受益。

（5）护士领取危险津贴的数量

《健康和经济复苏综合紧急解决方案法》设想基层工人将获得5 000美元或10 000美元的危险津贴。这笔款项将追溯支付。因此，自2020年1月27日起，护士（作为基本劳动力的一部分）将获得一次性总付额。最重要的是，每位护士还将获得每小时13美元的危险津贴，以及他们的固定工资。一旦护士获得的危险津贴达到其5 000美元或10 000美元的限额，或在COVID-19大流行结束后60天，支付将停止。对于平均时薪35.24美元的护士来说，这将极大地鼓舞其士气。

（6）护士获得危险津贴的争论

尽管这似乎是一个简单的讨论，但在COVID-19大流行期间护士是否应获得危险报酬引起了人们的关注。

第一，护理人员接受危险补偿的论点。那些认为护士应该获得报酬的人，会关注护士作为一线工人所能提供的动力和财务稳定性。对于这个群体，为护士提供危险津贴的优点包括：①并非所有护士都能从其工会或机构获得危险津贴。尽管有些护士可能隶属于工会或受雇于加强财务支持的组织，但许多护士不是。因此，关于危险津贴的立法将大大缓解这种护士在COVID-19大流行期间可能产生的财务压力。②护士感到压力大。在 COVID-19 大流行之前，护士是被低估和忽视的人群。而 COVID-19 大流行的到来，只会加剧这种感觉。特别是众议院与参议院之间的僵局，使许多护士感到他们不是优先被关注的人群。不可避免地，即使他们继续奋战在抗疫前线，这也会影响他们的士气和工作效率。许多支持者认为，为护士支付危险津贴是振奋其精神、保持其动力、使其挽救更多生命的关键工具。众多学者和重症监护学院的创始人坚决主张为护士提供危险津贴。他们认为，护士必须经历的过程就是治疗 COVID 患者，这足以证明其所涉及的危险。当护士们被分配到 ICU 照顾 COVID 患者时，他们必须穿上个人防护设备（PPE），包括工作服、手套、N95 防毒面具和面罩，然后进入自己被分配到的病房。当他们退出病房时，必须卸下并处置工作服和手套，对自己的手进行消毒，戴上新的手套，卸下面罩并进行消毒，卸下 N95 防毒面具并将其放在一旁以便再次使用，然后再次卸下手套，最后进一步对自己的手进行消毒。护士们每一次进入患者房间时，都会重复此过程，平均接触一个患者每天要重复 20~30 次。不认真进行此过程可能会使其进而使其家人暴露于该病毒之下。学者们还重新定义了在 COVID 时代护士的意义。他们指出，护士们继续参加工作以养家糊口，他们对患者负有道德义务。但是，他们不再是"第一线工作人员"，而是不得已需要去做的。他们很累，但危险津贴不会使他们的工作更加轻松，也不会让他们感到"危险"。但这可能会给他们提供继续前进所需要的额外动力。③危险津贴支持失业工人。支持者主张护士支付危险津贴的另一个原因是，它可以为需要帮助的人提供支持。如果政府认为迫切需要支持那些面临失业的人，尤其是由于 COVID-19 大流行失业的人，那么在财务上支持一线护士是否也同样重要？对于危险津贴的支持者而言，这两件事同等重要，应得到同等的重视。

第二，关于护士接受危险补偿的论点，还有一部分人认为护士不需要危险津贴。令人惊讶的是，在某些情况下还包括其他护士。为护士提供危险津贴的一些弊端包括：其一，护士的薪水已经很高。许多人（包括护士同伴）认为护士的薪水已经很高了，不需要危险津贴，如果有的话，危险津贴应支付给薪水较低的基层工人，他们的风险更大，需要缓冲。其二，危险津贴导致更多债务。对于那些认为没有必要为护士支付危险津贴的人而言，他们明显的恐惧是认为这会增加债务。政府对护士支付危险津贴的承诺越多，履行这一承诺的借贷就越多，最后也就增加了该国的债务负担。也因此，看到护士的收入比其他基层工人要高，这些人就认为没有必要向其支付危险津贴。其三，责任心应驱使护士工作。对于许多卫生组织而言，当 COVID-19 大流行时，聘用和保留高级护士已成为关键因素。财政激励措施在其中起着重要作用。那些不认为危险津贴是护士的迫切需求的人认为，如果护士不能因其责任感而受到激励，他们应该寻求另一种工作方式，而不是更大的金钱激励。

（7）护士危险津贴的最新发展

尽管联邦政府仍对根据《健康和经济复苏综合紧急解决方案法》提出的2 000亿美元危险津贴计划保持沉默，但一些事态发展提供了一些希望。几个州已开始建立危险补偿计划。宾夕法尼亚州、路易斯安那州和佛蒙特州已建立了一项基金，通过《健康和经济复苏综合紧急解决方案法》向私营和公共部门雇员支付危险津贴。尽管此类计划的影响力不及拟议的《健康和经济复苏综合紧急解决方案法》所能达到的效果，但这是一个起点。无论人们站在危险报酬辩论的哪个方面，很明显，可行的解决方案对于继续支持打击COVID-19都是至关重要的。

**美国危险津贴资料一：许多州的医护人员迎来危险津贴。**

工会代表在马萨诸塞州州立医院同全体在医院工作的持照护士和照料者达成了协议，继而与州政府达成协议，在COVID-19突发卫生事件期间内，每小时最多增加10美元的报酬，这将使成千上万的州医护人员获得加薪。

工会表示，医护人员的危险津贴决策将立即生效，并将至少持续到2020年5月30日，甚至更长的时间。大约6 500名一线卫生工作者患上新冠肺炎的风险增加，这一决定将使他们受益。美国州、县和市政工人联合会前执行主任马克·伯纳德（Mark Bernard）曾表示，他们很高兴为自己的会员提供加薪。虽然他们与州政府签署的协议称这些加薪为"薪酬激励"，但他们将其视为对美国州、县和市政工人联合会人类服务专业人员每天日夜在工作中表现出的勇气和奉献精神的当之无愧的认可。工会官员告诉新闻社，该协议要求持有与其职业有关的执照的工人，如持照执业的护士，每小时工资增加10美元，而其他所有工人的时薪则提高5美元。

工会表示，这种加薪将一直有效，直到卫生与公共服务执行办公室确定COVID-19大流行的威胁已经"减轻"为止，但不得早于2020年5月30日。自3月10日马萨诸塞州现任州长查理·贝克（Charlie Baker）宣布与COVID-19有关的紧急状态以来，纽约州还同意向未错过轮班或正常工作日的合格工人一次性发放500美元的奖金。预期危险津贴将流向在州普通卫生和精神病医院、看护残疾团体的住所和设施中工作的人，以及在青年服务部监护下与青年人一起工作的人。伯纳德表示，他们的成员知道，现在比之前更需要他们了，而且他们在危机期间确实加强了行动。马萨诸塞州并不是第一个同意在抗击COVID-19大流行的第一线为其公职人员支付危险津贴的州。在此之前，美国州、县和市政工人联合会就与缅因州州长珍妮特·米尔斯（Janet Mills）达成协议，为其一些医疗保健和矫正工人提供每小时3~5美元的加薪，具体取决于他们的职责。美国州、县和市政工人联合会代表缅因州、马萨诸塞州、新罕布什尔州和佛蒙特州的约45 000名公共雇员。伯纳德表示，他们与贝克政府达成的协议是"良好的开端"，但表示并不会阻止他继续推动将临时加薪扩大到更多工人，并要求他们追溯性地支付给贝克。随后，2020年3月初开始进入紧急状态。

**美国危险津贴资料二：民主党人要求支付卫生工作者危险津贴。**

参议院少数党领袖查克·舒默（Chuck Schumer）表示，所谓的英雄基金可以补偿护士、前线基本工作人员（essential frontline workers，EFW）和其他工人的意外风险。国会民主党人试图在下一轮新型冠状病毒救助计划中为一线医护人员提供每小时13美元的危险补偿金，最高总计25 000美元，并为在COVID-19大流行期间加入医务工作的人们提供15 000美元的奖励。

查克·舒默表示，所谓的英雄基金会（Heroes Fund），可以补偿护士、EFW和其他工人面对大量新病例带来的意外风险。一些工人未能从现金短缺的医院寻求到危险津贴，而其他雇主由于取消不必要的程序而经历了业绩下滑。

查克·舒默在一次与记者的电话会议上表示，如果没有通过向基层工人提供危险津贴来满足他们的需要，就没有完整的提议。但没有共和党人签署该计划，而随着国会共和党人争相向受危机严重打击的小企业提供数十亿美元的资金，其态度更让人难以捉摸。白宫没有对此事发表评论，参议院多数党领袖米奇·麦康奈尔（Mitch McConnell）的办公室没有回应置评请求。

对于收入超过200 000美元的医疗专业人员，其的危险补偿额将受到限制，但即使是超出临界值的工人也可能会获得5 000美元。查克·舒默还提议将付款范围扩大到其他行业的工人，包括杂货店工人、卡车司机、药店工人和药剂师。

许多医生不会收到1 200美元的刺激性支票。一些医生和护士曾描述过他们在旅馆住宿，以确保他们不会无意间将病毒传播给家人。其他人则说，他们担心自己会被感染，部分原因是专用保护设备的严重短缺。克利夫兰（Cleveland）的驻场医生表示，如果人们要把生命和健康放在首位，或者他们要回家使家人冒险，那他们是在冒着生命危险。那些要求匿名的人，是因为他无权向新闻界发表讲话。

美国通过的《健康和经济复苏综合紧急解决方案法》允许患者在大多数情况下进行新型冠状病毒检测而无须自付费用,但患病的工人可能会支付数千美元的医疗费用用于后续治疗。根据凯撒家庭健康基金会的数据,患有严重并发症的新冠肺炎患者的平均住院费用总计超过20 000美元,其中包括1 300美元的自付费用。

一些医生还非常沮丧,因为他们没有资格获得法律规定的1 200美元的刺激性支票,而收入超过75 000美元的工人则减少了。劳动力市场分析公司Emsi发现,有41%的健康从业者有资格获得全部金额,而整个劳动力市场的这一比例为83%。在纽约,高工资从业者已成为危机的中心,只有29%的卫生从业人员完全合格。此外,民主立法者和工会敦促为卫生人员和其他基层工人支付危险津贴。在SEIU(服务职工国际联盟)新闻发布会上,参议员鲍勃·凯西(Bob Casey)(民主党)呼吁立法,将卫生工作者视为"从战场上出来的士兵"。

前总统唐纳德·特朗普(Donald Trump)在福克斯新闻(Fox News)露面时提出了危险报酬的想法,并表示他的政府要求医院考虑为其一线工人提供奖金。但是,2.2万亿美元刺激法案的医院救助基金可能会满足其他需求。医院表示,他们迫切希望获得更多现金,因为他们努力购买急需的设备,并努力避免因取消择期手术而损失的收入。

国会给予了美国卫生和人类服务部很大的自由度,以确定如何分配这些资金并宣布了第一笔300亿美元的付款,这是根据医疗服务提供者的账单所确定的,将在几天之内送往医院。下一批将集中于获得很少医疗保险金的医疗机构,如疗养院、儿科医生和儿童医院。前副总统迈克·彭斯(Mike Pence)吹捧宣布为全国最大的连锁医院之一的HCA Healthcare的40 000名员工提供"特殊大流行薪酬计划"。但是该公司的计划着重于维持休假和隔离员工的工资。劳工领袖说,他们已在要求其他工人优先考虑的情况下要求支付危险津贴,如配备足够的防护装备,但是随着传统收入的崩溃和成本的增加,即使是那些接受这个想法的雇主也没有提供太多的服务。SEIU地区总裁罗布·巴里尔(Rob Baril)认为,他们正努力在养老院中获得工资,但最终,如果没有联邦或州的额外拨款,雇主很难满足这些需求。巴里尔则认为,还应该要求重要工人做出其他牺牲,如放弃他们赖以维持生计的兼职工作。

疾病预防控制中心(CDC)于3月份在华盛顿州一家疗养院中宣布首批死亡者的报告中指出,共享员工是造成机构间疫情传播的主要原因。对此,一些地方的卫生部门已禁止这种做法。一些医院运营商和医师人员配备公司已经通过减少工资、福利和工时来弥补资金短缺。Envision Healthcare 是一家以提供私人股权投资支持为主的供应商，去年因意外账单受到国会审查，目前正在扣留工资并削减薪水。大型的 ER 人员配置公司 Alteon Health 在媒体报道后宣布减少假期和退休福利。

**美国危险津贴资料三：《健康和经济复苏综合紧急解决方案法》的资金涵盖了弗吉尼亚州家庭卫生工作者的 1 500 美元危险津贴。**

弗吉尼亚州的现任州长拉尔夫·诺瑟姆（Ralph Northam）宣布，《健康和经济复苏综合紧急解决方案法》中的 7 300 万美元将用于向提供个人护理和服务的家庭卫生保健工作者一次性支付 1 500 美元的税前危险津贴。根据州长办公室的说法，这笔款项将提供给估计 43 500 名在 2020 年 3 月 12 日至 6 月 30 日提供护理的服务人员。

### 3.3.2 菲律宾的新冠肺炎危险津贴

菲律宾总统杜特尔特批准向处于抗击 COVID-19 最前线的政府卫生工作者提供一次性特别风险津贴。根据其签署的第 28 号行政命令（《授权在 COVID-19 爆发有关的加强社区检疫期间，对前线公共卫生工作者进行特殊风险补偿的许可》），特殊风险津贴最多等于公共卫生工作者每月基本工资的 25%。该命令认为，有必要承认我们在全国各地的公共卫生工作者的英勇和宝贵的贡献，因为他们在国家应对公共卫生紧急状况的最前线勇敢无私地冒着生命和健康的危险。

菲律宾卫生部预算和管理司关于向公共卫生工作者授予补偿的大宪章规定，当公共卫生工作者在位于困难地区的医院、卫生所、农村卫生单位、卫生中心、诊所和其他医疗机构，因身处环境恶劣的地区或者监狱、精神病医院，暴露于放射线的诊所、实验室或病患区域，长时间内处于灾难或紧急状态下使他们面临巨大的危险、传染、辐射、职业风险或生命安全时，他们应获得危险津贴。危险津贴的比例根据工资等级、实际暴露天数和风险等级来确定。

对于工资等级在 19 级及以下位置的公共卫生工作者而言，危险津贴应基于高风险或低风险危险程度，以及一个月中超过 12 个工作日的实际暴露工作日数来测算，危险津贴率不超过月基本工资的 25%。如果同时面临高风险与低风险危害，则本月的危险津贴应仅基于一种风险水平，以对公共卫生工作者更为有利水平为准。工资等级在 19 级及以下位置的公共卫生工作者的危险津贴见表 3.1。

表 3.1　工资等级在 19 级及以下位置的公共卫生工作者的危险津贴

| 实际暴露 | 风险等级 | |
|---|---|---|
| | 高风险 | 低风险 |
| 12 天及以上 | 月基本工资的 25% | 月基本工资的 14% |
| 6~11 天 | 月基本工资的 14% | 月基本工资的 8% |
| 6 天以下 | 月基本工资的 8% | 月基本工资的 5% |

工资等级在 20 级及以上位置的公共卫生工作者在面临高风险或低风险危害的所有天数中，有权按其月基本工资的 5%领取危险津贴。但是，那些每月有 12 天或以上遭受高风险危害的公共卫生工作者，其每月有权获得固定的 4 989.75 比索。授予危险津贴的规则如下：

（1）危险报酬是公共卫生工作者在履行职责过程中履行危险职责和承受长期身体困难的额外补偿。作为一般补偿政策，如果公共卫生工作者的实际服务和工作地点的性质使他们面临极大的危险和职业风险，则可以向其提供危险津贴。

（2）在以下区域和情况下，面临危险、有生命危险和身体困难的公共卫生工作者可获得危险津贴：

第一是医院、卫生保健、麻风病和医务室的特定工作区域，如病房、重症监护病房、手术室、门诊部和其他医疗机构，在这些部门中，PHW 与传染性和传染性疾病患者接触并处理由患者使用过的医院用具，如亚麻、食物、器皿和便盆等。

第二是省卫生办公室、市卫生办公室、农村卫生单位和卫生中心的特定工作区域，在这些地方，有传染性疾病的人会感染有传染性和传染性疾病的门诊病人。

第三是卫生部中央办公室、卫生部地区办公室、卫生部附属机构和其他与健康相关的场所中的特定工作区域，在这些场所中，公共卫生工作者暴露于具有传染性和传染性疾病的患者中，或者处理传染性标本以进行检测化学药品和其他危险物品。

第四是涉及辐射的区域，如实验室和服务车间，涉及辐射设备的操作或维护以及放射性和有毒物质的处理。

第五是化学和医学实验室，工作人员应接收并直接处理传染性标本或材料，或执行检查与管理职能。

第六是存在精神病患者的身体伤害的风险的监狱营和精神卫生机构。

第七是药物滥用戒断中心或康复中心。机构内工作人员存在遭受来自药物成瘾患者的身体伤害的风险。

第八是因灾难和紧急医疗情况而进行救援行动或疏散的工作区域。

第九是高度感染疾病和病媒的地区。

第十是涉及处理或喷洒杀虫剂、杀软体动物剂、农药和其他危险化学品的工作区域。

第十一是涉及因实验、研究、观察等目的直接处理实验动物的工作区域。

第十二是位于四面楚歌或饱受折磨的地区的与卫生有关的场所，这些场所是政府部门可能宣布和证明的政府军与敌方部队或者敌方发起的袭击或伏击的武装相遇地点。

第十三是根据卫生部规定的"地理上的偏远地区和弱势地区"。由于距离、隔离、极端天气条件和交通不便或困难，难以获得基本卫生服务的地区。

在遭受上述任何风险时的公共卫生工作者的每月危险津贴率见表3.2（不同工资等级的公共卫生工作者的危险津贴）。

表 3.2　不同工资等级的公共卫生工作者的危险津贴

| 工资等级/级 | 危险津贴（占月基本工资的百分比）/% |
| --- | --- |
| 19 及以下 | 25 |
| 20 | 15 |
| 21 | 13 |
| 22 | 12 |
| 23 | 11 |
| 24～25 | 10 |
| 26 | 9 |
| 27 | 8 |
| 28 | 7 |
| 29～30 | 6 |
| 31 及以上 | 5 |

对于兼职公共卫生工作者面临上述风险的，他们应获得全职公共卫生工作者所收款项的一半。该命令涵盖了国家政府机构、政府所有或控制的公司以及地方政府部门中的公共卫生工作者，这些人在工作中极易遭受健康和生命风险。

菲律宾马尼拉政府向在与COVID-19大流行做斗争的一线战争中冒着生命危险的医护人员发放危险津贴。对于主动风险（active hazard duty pay，AHDP），政府部门每月将向公共部门的一线卫生工作者支付3 000比索的危险津贴，其中包括担任正式、合同或临时职位的文职雇员，以及由政府机构或地方政府部门通过合同或服务或工作命令直接聘用的工人。

同时，第2号联合通告（《相对于COVID-19疫情加强社区检疫期间向一线公共卫生工作者授予特殊风险津贴的准则》）规定，为应对COVID-19健康危机而提供关键和紧急服务的公共和私人卫生工作者，有权获得不超过每月5 000比索的特殊风险津贴（special risk allowance，SRA）。根据医护人员每月实际报告工作的天数来按比例分配AHDP和SRA。在一个或多个机构中兼职聘用的人员的工资和津贴应与其所提供的服务成正比，前提是所收到的工资不超过最高限额。

### 3.3.3　其他国家的探索

#### 3.3.3.1　沙特阿拉伯的新冠肺炎危险津贴

沙特阿拉伯卫生部宣布了每月发放750沙亚币津贴（约200美元），用于向定期与患有高传染性疾病的患者接触的医务人员和护理人员支付危险津贴。该决定将减轻医学界的担忧，因为新型冠状病毒的传播，尤其是在急诊室和病理实验室工作的人之间的传播，要求政府负担医务人员的医疗保险。吉达卫生事务局局长萨米·巴达伍德表示，卫生部已承诺通过引入传染病保险来保护医务人员和护理人员。官员们也表示，卫生部已经将该计划交给了当局进行最终批准。在吉达阿卜杜勒阿齐兹国王医院工作的一名沙特阿拉伯男性护士被诊断出患有致命的新冠肺炎后，对传染病津贴的需求变得越来越强烈。

外交部麦加分部总干事阿卜杜勒·萨拉姆·诺瓦利（Abdul Salam Noorwali）和巴达伍德（Badawood）参观了班德尔·凯瑟里医院。此后，卫生部开始对在医院工作的员工进行测试，以确保他们没有感染病毒。

随后，卫生部门正式启动一些意识计划和导向计划，以培训员工如何在值班时保护自己免于感染这些疾病。

#### 3.3.3.2　肯尼亚的新冠肺炎危险津贴

给予津贴是为了补偿因在对抗大流行病中暴露而可能感染COVID-19的卫生工作者。SRC首席执行官安妮·吉道（Anne Gitau）表示，一线医疗工作者津贴的批准"基于请求时可用的财政空间"。具体发放标准如下：

一是医生、牙医和药剂师每月领取20 000肯尼亚先令（约185美元）。

二是护士、临床官员、化学家、生物化学家、物理治疗师、医学实验室技术人员、技术人员和医学实验室官员每月领取 15 000 肯尼亚先令（约 139 美元）。

三是社区卫生官、健康促进官、放射线照相师、公共卫生官、职业治疗师、营养学家和医务社会工作者每月领取 100 000 肯尼亚先令（约 929 美元）。

四是支持性人员，其中包括清洁主管和锅炉助手，每月可赚取 5 000 肯尼亚先令（约 46 美元）。

### 3.3.3.3　尼日利亚的新冠肺炎危险津贴

尼日利亚政府批准将尼日利亚的医生和其他卫生工作者的津贴增加 3 个月，特别是针对与 COVID-19 作战的前线人员的津贴。劳工和就业部部长克里斯·恩吉（Chris Ngige）领导联邦政府小组与医生和其他卫生工作者会面，他表示，这笔款项预计将从 2020 年 3 月起生效。该批准适用于以下 3 类医护人员：

第一类是卫生工作者，将支付给卫生工作者其工资的 50% 作为危险津贴。

第二类是卫生保健工作者，将用 40% 作为卫生保健工作者的综合工资。

第三类是直接在隔离中心的工人，他们将获得 20% 的风险津贴，非核心卫生工作者将获得其工资的 10% 作为风险津贴。

政府还同意开始为工人提供保险以及雇员补偿保险。尽管政府同意在此期间不对医护人员征税，但它拒绝了在 COVID-19 期间让退休的医护人员扩展服务的要求。

# 4 医务人员风险作业补偿的
国内发展简况

新中国成立以来，我国政府非常关心医务人员风险作业的安全问题，并尽可能地给予了一线传染病防控医务人员物质及精神上的补偿，给风险作业的医务人员发放了各类卫生津贴。

## 4.1 医疗卫生津贴

回顾我国医疗卫生津贴政策历史演进，我国最早于 1953 年由卫生部颁发的《疫区传染病、麻风病、结核病防治院所及放射科工作人员临时津贴试行办法》就规定了医疗卫生津贴的发放范围及标准。

由于新的变化，即有些传染病需要大力加强防治，医学科学的发展、新技术和新设备的应用，有害职工身体健康物质的增多以及加强工业卫生工作等都带来了新的问题，1979 年 12 月，卫生部、财政部、国家劳动总局印发了《卫生部、财政部、国家劳动总局关于颁发医疗卫生津贴试行办法的通知》，废止了《疫区传染病、麻风病、结核病防治院所及放射科工作人员临时津贴试行办法》，提出从 1980 年 1 月 1 日起对医疗卫生工作单位专职从事或直接接触有毒、有害、有传染危险工作的人员试行医疗卫生津贴办法，根据工作量大小、时间长短、条件好坏、防护难易和危害身体健康程度等情况，分别享受一类、二类、三类和四类医疗卫生津贴。

1981 年 5 月，卫生部、财政部、国家劳动总局印发的《卫生部、财政部、国家劳动总局关于医疗卫生津贴问题的补充通知》明确提出，为了适应各地区、各单位的具体情况，使医疗卫生津贴的标准更切合实际，各省（自治区、直辖市）可以将一类、二类和三类津贴标准的起点，向下做适当地延伸。医疗卫生津贴试行办法沿用至今，其发放范围及标准见表4.1。

表4.1 医疗卫生津贴发放范围及标准

单位：元/人·月

| 类别 | 标准 | 范围 |
|------|------|------|
| 一类 | 13~15 | 专职从事强致癌物质研究工作的人员；<br>专职从事麻风病防治和科研工作的人员；<br>专职从事烈性传染病诊治和科研工作的人员；<br>在传染病院、结核病院（所）专职从事太平间工作和病理解剖工作的人员 |
| 二类 | 10~12 | 在传染病医院、精神病院、结核病防治院（站、所）以及综合医院、疗养院（所）专设的传染病科、精神病科、结核病科工作的人员，以及在专设的肝炎门诊、胃肠道传染病门诊工作的人员；<br>专职从事放射性物质保管、监测工作的人员；<br>专职从事放射线和同位素诊断、治疗和科研工作（包括肿瘤病院和肿瘤科室的放疗人员）的人员；<br>在职业病防治、药品检验分析、生物制品等单位中专门在强毒、强菌室内工作的人员；<br>在一般医疗机构的太平间从事专职工作以及医学院校（专业）专职从事尸体保管、解剖等工作的人员 |
| 三类 | 7~9 | 专职从事血吸虫等寄生虫病、地方病防治工作的人员；<br>专职从事超声波、激光、高压氧舱诊治工作以及口腔科接触汞等有毒物质的人员；<br>专职从事在医院病区直接处理污水污物及洗涤病人污染衣物工作的人员 |
| 四类 | 4~6 | 专职从事实验动物饲养工作的人员；<br>专职从事急诊抢救室、急救站、化验科（室）、病理科（室）工作的人员；<br>专职从事中药加工和专职从事劳动卫生接触粉尘严重工作的人员 |

## 4.2 卫生防疫津贴

早在1979年，中共中央、国务院就高度重视卫生防疫人员的身心健康和生命安全问题，为专职从事或直接接触有毒、有害、有传染危险工作的相关人员设立了卫生防疫津贴制度。

1979 年 10 月，卫生部、财政部、国家劳动总局联合印发的《卫生部、财政部、国家劳动总局关于卫生防疫人员实行卫生防疫津贴的通知》提出，自 1980 年 1 月 1 日起，国家对卫生防疫站从事有毒、有害、有传染危险工作和常年外勤的现场卫生防疫人员实行卫生防疫津贴。根据职工工作量大小、时间长短、条件好坏、防护难易和危害身体健康的程度等情况，分别设置一类、二类、三类和四类卫生防疫津贴。1979 年以来，我国卫生防疫津贴发放范围及标准比较见表 4.2。

表 4.2　1979 年以来我国卫生防疫津贴发放范围及标准比较

| 类别 | 标准（1980） | 标准（2004） | 标准（2020） | 范围 |
|---|---|---|---|---|
| 一类 | 15 元/人·月 | 9 元/人·工作日 | 560 元/人·月 | 专职从事烈性（甲类）传染病防治工作的人员；<br>专职从事强致癌性物质监测和研究工作的人员；<br>深入高山、野外、荒漠、森林从事自然疫源性疾病病源调查,病媒昆虫、动物采集和考察等工作的人员 |
| 二类 | 12 元/人·月 | 7 元/人·工作日 | 450 元/人·月 | 在急性（乙类）传染病流行期间深入病区进行防病治病工作的人员；<br>专职从事放射线和同位素监测工作的人员；<br>专职从事强毒、强菌室工作的人员 |
| 三类 | 9 元/人·月 | 5 元/人·工作日 | 350 元/人·月 | 深入病区进行寄生虫病、地方病防病治病工作的人员；<br>从事病源探索工作的人员；<br>专职从事在病区处理污水污物、除害灭虫工作的人员；<br>专职从事尘、毒弥漫场所实地调查、监测的人员,以及实施现场抢救工作的人员；<br>遇到紧急情况如地震、抗洪、抗高温、高寒、食物中毒、反生物战等情况发生,深入第一线进行防病灭病工作的人员 |
| 四类 | 6 元/人·月 | 3 元/人·工作日 | 260 元/人·月 | 专职从事消毒、杀虫、灭鼠工作和污水、粪便卫生管理工作的人员；<br>专职从事实验动物饲养工作的人员；<br>专职从事卫生监测、检验工作的人员 |

卫生防疫津贴设立之初，在相关人员工资中的比例达到 11.5%～28.8%，这对保护卫生人员身体健康、调动工作积极性发挥了很好的作用。后经国务院批准，2004 年人事部、财政部、卫生部联合印发了《人事部、财政部、卫生部关于调整卫生防疫津贴标准的通知》，提出从 2004 年 1 月 1 日起，适当调整卫生防疫津贴的标准，卫生防疫津贴从按月发放改为按工作日发放。

2004 年调整后的卫生防疫津贴占卫生行业平均工资比例下降至 4.8%～14.5%。2016 年，《人力资源社会保障部、财政部关于建立传染病疫情防治人员临时性工作补助的通知》规定，一线医务人员领取临时性工作补助的天数，按其直接接触确诊或疑似病例、标本（含尸体解剖）的天数计算。2020 年 2 月，《人力资源社会保障部、财政部关于调整卫生防疫津贴标准的通知》提出，自 2020 年 1 月 1 日起将原卫生防疫津贴四类标准的每人每工作日 9 元、7 元、5 元和 3 元分别调整为每人每月 560 元、450 元、350 元和 260 元。

## 4.3　临时性工作补助

2015 年 2 月国务院办公厅印发的《国务院办公厅关于加强传染病防治人员安全防护的意见》明确提出，要完善传染病防治人员工资待遇倾斜政策；应根据《中华人民共和国传染病防治法》和《突发公共卫生事件应急条例》等法律法规规定，对从事传染病预防、医疗、科研、教学及现场处理疫情的人员，以及在生产、工作中接触传染病病原体的其他人员给予适当津贴，并建立动态调整机制；对直接参与国内传染病类突发公共卫生事件现场调查处置、患者救治、口岸检疫、动物防疫等各类一线工作的人员，以及政府选派直接参与国外重大传染病疫情防治工作的医疗和公共卫生等防控人员，根据工作风险、强度和时间给予临时性工作补助；国务院有关部门要制定、调整相关津贴和临时性工作补助的具体办法。

2016 年经国务院批准，我国建立了传染病疫情防治人员临时性工作补助，限于直接参与国内传染病类突发公共卫生事件现场调查处置、患者救治、口岸检疫、动物防疫等各类一线工作的人员，以及政府选派直接参与国外重大传染病疫情防治工作的医疗和公共卫生等防控人员。

直接参与国内传染病类突发公共卫生事件防治工作的人员，其临时性工作补助发放时限界定为各级突发公共卫生事件应急响应开始至响应终止的响应期内，由县级或县级以上卫生、计生行政部门会同其他派出处置传染病类突发公共卫生事件人员的部门统计人员统计工作情况。工作人员当日累计工作超过 4 小时，按一天计算；在 4 小时及以下的，按半天计算。传染病疫情防治人员临时性工作补助标准见表 4.3。

表 4.3 传染病疫情防治人员临时性工作补助标准

| 补助类别 | 适用范围 | | 补助标准 |
|---|---|---|---|
| 一类 | 甲类（或参照甲类管理）传染病引发的IV级（一般）及以上突发公共卫生事件一线应急处置；其他传染病类I级（特别重大）、II级（重大）突发公共卫生事件一线应急处置；政府选派直接参与的国外重大传染病疫情防治 | 一档：直接接触待排查病例或确诊病例；诊断、治疗、护理、医院感染控制、病例样板采集和病原检测等；染疫和同群动物、相关动物尸体和污染物无害化处理 | 300 元/人·天 |
| | | 二档：其他工作 | 200 元/人·天 |
| 二类 | 其他传染病类III级（较大）、IV级（一般）突发公共卫生事件一线应急处置 | 一档：直接接触待排查病例或确诊病例；诊断、治疗、护理、医院感染控制、病例样板采集和病原检测等；染疫和同群动物、相关动物尸体和污染物无害化处理 | 100 元/人·天 |
| | | 二档：其他工作 | 50 元/人·天 |

## 4.4 新冠肺炎疫情下我国医务人员风险补偿相关政策

### 4.4.1 新冠肺炎疫情下我国医务人员风险管理相关政策概述

我国在应对新冠肺炎疫情中，党中央、国务院高度重视医疗卫生人员职业健康问题，快速、动态出台了一系列政策措施，为医疗机构积极探索、解决这一问题提供了重要指导。我们检索了自 2020 年 1 月以来国家卫健委官网有关医务人员风险管理的相关政策，共检索到 31 个规范性文件。新冠肺炎疫情下我国医务人员风险管理相关政策情况见表 4.4。

表 4.4 新冠肺炎疫情下我国医务人员风险管理相关政策情况

| 序号 | 日期 | 发文部门 | 政策名称 | 文号 |
|---|---|---|---|---|
| 1 | 2020 年 1 月 21 日 | 生态环境部 | 《生态环境部办公厅关于做好新型冠状病毒感染的肺炎疫情医疗废物环境管理工作的通知》 | 环办固体函〔2020〕46 号 |
| 2 | 2020 年 1 月 23 日 | 人力资源和社会保障部、财政部和国家卫生健康委 | 《人力资源社会保障部、财政部、国家卫生健康委关于因履行工作职责感染新型冠状病毒肺炎的医护及相关工作人员有关保障问题的通知》 | 人社部函〔2020〕11 号 |
| 3 | 2020 年 1 月 24 日 | 国家卫生健康委办公厅 | 《国家卫生健康委办公厅关于进一步加强全力防控新型冠状病毒感染的肺炎疫情中医务工作者感人事迹宣传的通知》 | 国卫办宣传函〔2020〕55 号 |
| 4 | 2020 年 1 月 27 日 | 国家卫生健康委办公厅 | 《国家卫生健康委办公厅关于印发新型冠状病毒感染的肺炎防控中常见医用防护用品使用范围指引(试行)的通知》 | 国卫办医函〔2020〕75 号 |
| 5 | 2020 年 1 月 28 日 | 国家卫生健康委办公厅 | 《国家卫生健康委办公厅关于做好新型冠状病毒感染的肺炎疫情期间医疗机构医疗废物管理工作的通知》 | 国卫办医函〔2020〕81 号 |
| 6 | 2020 年 1 月 28 日 | 国家卫生健康委办公厅 | 《国家卫生健康委办公厅关于做好新型冠状病毒感染的肺炎疫情防控工作中表现突出个人和集体即时性表彰的通知》 | 国卫办人函〔2020〕78 号 |
| 7 | 2020 年 2 月 4 日 | 国家卫生健康委办公厅 | 《国家卫生健康委办公厅关于加强疫情期间医用防护用品管理工作的通知》 | 国卫办医函〔2020〕98 号 |
| 8 | 2020 年 2 月 7 日 | 国家卫生健康委、最高人民法院、最高人民检察院和公安部 | 《国家卫生健康委、最高人民法院、最高人民检察院、公安部关于做好新型冠状病毒肺炎疫情防控期间保障医务人员安全维护良好医疗秩序的通知》 | 国卫医函〔2020〕43 号 |
| 9 | 2020 年 2 月 7 日 | 国务院应对新型冠状病毒肺炎疫情联防联控机制 | 《国务院应对新型冠状病毒肺炎疫情联防联控机制关于全力做好一线医务人员及其家属保障工作的通知》 | 肺炎机制发〔2020〕23 号 |
| 10 | 2020 年 2 月 9 日 | 国家卫生健康委办公厅 | 《国家卫生健康委办公厅关于进一步加强疫情期间医用防护服严格分级分区使用管理的通知》 | 国卫办医函〔2020〕118 号 |
| 11 | 2020 年 2 月 11 日 | 国务院办公厅 | 《国务院办公厅转发〈国家卫生健康委、人力资源社会保障部、财政部关于改善一线医务人员工作条件切实关心医务人员身心健康若干措施〉的通知》 | 国办发〔2020〕4 号 |

表4.4(续)

| 序号 | 日期 | 发文部门 | 政策名称 | 文号 |
|---|---|---|---|---|
| 12 | 2020年2月15日 | 国家卫生健康委 | 《国家卫生健康委关于贯彻落实改善一线医务人员工作条件切实关心医务人员身心健康若干措施的通知》 | 国卫人函〔2020〕61号 |
| 13 | 2020年2月18日 | 国家卫生健康委 | 《国家卫生健康委关于做好新冠肺炎疫情防控牺牲医务人员和防疫工作者烈士褒扬有关工作的通知》 | 国卫人函〔2020〕67号 |
| 14 | 2020年2月19日 | 国家卫生健康委办公厅 | 《国家卫生健康委办公厅关于进一步加强疫情防控期间医务人员防护工作的通知》 | 国卫办医函〔2020〕146号 |
| 15 | 2020年2月22日 | 中央应对新型冠状病毒感染肺炎疫情工作领导小组 | 《中央应对新型冠状病毒感染肺炎疫情工作领导小组关于全面落实进一步保护关心爱护医务人员若干措施的通知》 | 国发明电〔2020〕5号 |
| 16 | 2020年3月5日 | 国家卫生健康委、人力资源和社会保障部、国家中医药管理局 | 《国家卫生健康委、人力资源社会保障部、国家中医药管理局关于表彰全国卫生健康系统新冠肺炎疫情防控工作先进集体和先进个人的决定》 | 国卫人发〔2020〕4号 |
| 17 | 2020年3月5日 | 国家卫生健康委办公厅 | 《国家卫生健康委办公厅关于进一步加强新冠肺炎疫情防控工作中公共卫生工作者感人事迹宣传的通知》 | 国卫办宣传函〔2020〕197号 |
| 18 | 2020年3月13日 | 国家卫生健康委办公厅 | 《国家卫生健康委办公厅关于进一步加强疫情期间医疗机构感染防控工作的通知》 | 国卫办医函〔2020〕226号 |
| 19 | 2020年3月17日 | 国家卫生健康委办公厅、财政部办公厅 | 《国家卫生健康委办公厅、财政部办公厅关于做好中央派遣支援湖北省新冠肺炎疫情防控工作医务人员生活保障的通知》 | 国卫办财务发〔2020〕3号 |
| 20 | 2020年4月10日 | 国务院应对新型冠状病毒肺炎疫情联防联控机制综合组 | 《国务院应对新型冠状病毒肺炎疫情联防联控机制综合组关于进一步巩固成果提高医疗机构新冠肺炎防控和救治能力的通知》 | 联防联控机制综发〔2020〕141号 |
| 21 | 2020年4月30日 | 国务院应对新型冠状病毒肺炎疫情联防联控机制综合组 | 《国务院应对新型冠状病毒肺炎疫情联防联控机制综合组关于落实常态化疫情防控要求进一步加强医疗机构感染防控工作的通知》 | 联防联控机制综发〔2020〕169号 |
| 22 | 2020年4月30日 | 国家发展改革委、国家卫生健康委、生态环境部 | 《国家发展改革委、国家卫生健康委、生态环境部关于印发〈医疗废物集中处置设施能力建设实施方案〉的通知》 | 发改环资〔2020〕696号 |

表4.4(续)

| 序号 | 日期 | 发文部门 | 政策名称 | 文号 |
|---|---|---|---|---|
| 23 | 2020 年 5 月 14 日 | 国家卫生健康委办公厅、生态环境部办公厅、工业和信息化部办公厅、公安部办公厅、住房城乡建设部办公厅、商务部办公厅、市场监管总局办公厅 | 《关于开展医疗机构废弃物专项整治工作的通知》 | 国卫办医函〔2020〕389 号 |
| 24 | 2020 年 5 月 21 日 | 国家卫生健康委 | 《国家卫生健康委关于学习贯彻习近平总书记重要指示精神进一步加强护士队伍建设的通知》 | 国卫医发〔2020〕7 号 |
| 25 | 2020 年 6 月 28 日 | 国家卫生健康委办公厅 | 《国家卫生健康委办公厅关于完善发热门诊和医疗机构感染防控工作的通知》 | 国卫办医函〔2020〕507 号 |
| 26 | 2020 年 7 月 6 日 | 国家卫生健康委办公厅 | 《国家卫生健康委办公厅关于在新冠肺炎疫情常态化防控中进一步加强实验室生物安全监督管理的通知》 | 国卫办科教函〔2020〕534 号 |
| 27 | 2020 年 8 月 4 日 | 国家卫生健康委办公厅 | 《国家卫生健康委办公厅关于印发药事管理和护理专业医疗质量控制指标（2020 年版）的通知》 | 国卫办医函〔2020〕654 号 |
| 28 | 2020 年 8 月 21 日 | 国家卫生健康委办公厅 | 《国家卫生健康委办公厅关于进一步加强医疗机构护理工作的通知》 | 国卫办医发〔2020〕11 号 |
| 29 | 2020 年 10 月 26 日 | 国家卫生健康委 | 关于发布《放射工作人员健康要求及监护规范》等 5 项卫生健康标准的通告 | — |
| 30 | 2020 年 12 月 22 日 | 国务院应对新型冠状病毒肺炎疫情联防联控机制综合组 | 《国务院应对新型冠状病毒肺炎疫情联防联控机制综合组关于进一步做好常态化疫情防控下医疗机构感染防控工作的通知》 | 联防联控机制综发〔2020〕269 号 |
| 31 | 2021 年 1 月 21 日 | 国务院应对新冠肺炎疫情联防联控机制医疗救治组 | 《国务院应对新冠肺炎疫情联防联控机制医疗救治组关于保障群众基本就医需求并做好医疗机构感染防控工作的通知》 | 联防联控机制医疗发〔2021〕25 号 |

### 4.4.2 新冠肺炎管理及医务人员风险补偿

根据《中华人民共和国国家卫生健康委员会公告》（2020 年第 1 号）文件的规定，我国将新冠肺炎纳入《中华人民共和国传染病防治法》规定的乙类传染病，并采取甲类传染病的预防、控制措施。

《国务院应对新型冠状病毒感染肺炎疫情联防联控机制关于聚焦一线贯彻落实保护关心爱护医务人员措施的通知》将新冠肺炎的补助对象界定为"一线医务人员"。具体内容如下：

（1）一线医务人员是指疫情防控期间按照政府统一部署、卫生健康部门调派或医疗卫生机构要求，直接参与新冠肺炎防疫和救治一线工作，且与确诊或疑似病例直接接触的接诊、筛查、检查、检测、转运、治疗、护理、流行病学调查、医学观察，以及直接进行病例标本采集、病原检测、病理检查、病理解剖的医疗卫生专业技术人员。

（2）一线医务人员以实际参加现场调查处置、患者救治等工作情况为准，不受编制、身份等限制；临时性工作补助、一次性慰问补助、卫生防疫津贴等要向一线医务人员特别是救治重症患者的医务人员倾斜，不得按行政级别确定发放标准。

### 4.4.3 临时性工作补助

*4.4.3.1 指导文件*

新冠肺炎疫情临时性工作补助，具体参照两个政策规范。

一是中央应对新型冠状病毒感染肺炎疫情工作领导小组印发的《中央应对新型冠状病毒感染肺炎疫情工作领导小组关于全面落实进一步保护关心爱护医务人员若干措施的通知》提出，要提高疫情防治人员的薪酬待遇。也就是说，各地要按规定向参与疫情防治的医务人员发放临时性工作补助、核增一次性绩效工资总量，要对卫生防疫人员落实卫生防疫津贴政策。

在此基础上，疫情防控期间，相关部门将湖北省（含援鄂医疗队，下同）一线医务人员临时性工作补助相应标准提高了1倍，并确保发放到位，中央财政对湖北省全额补助；及时核增医疗卫生机构一次性绩效工资总量，将湖北省一线医务人员的薪酬水平提高了2倍；扩大卫生防疫津贴发放范围，确保覆盖全体一线医务人员，所需经费按现行渠道解决。

二是国家卫生健康委、人力资源和社会保障部、财政部印发的《国家卫生健康委、人力资源社会保障部、财政部关于改善一线医务人员工作条件切实关心医务人员身心健康的若干措施》提出，要提高卫生防疫津贴标准。为进一步保障新冠肺炎疫情防疫人员的权益，根据《国务院办公厅关于加强传染病防治人员安全防护的意见》，我国出台了提高卫生防疫津贴标准的相关政策。各地要按照政策规定及时抓好落实，特别是对参与新冠肺炎疫情的防疫人员，要及时足额发放到位。

### 4.4.3.2 政策实施

由地方统计疫情防控一线医务人员和防疫工作者工作情况，由同级卫生健康部门会同人力资源和社会保障部门、财政部门按月审核，报经国家卫生健康委审核并报人力资源和社会保障部、财政部审定后，由同级财政部门在次月垫付临时性工作补助经费，中央财政据实结算。

### 4.4.3.3 补助标准

补助标准依据《人力资源社会保障部、财政部关于建立传染病疫情防治人员临时性工作补助的通知》规定，具体见表4.3。

### 4.4.3.4 补助天数核算标准

对在重症危重症患者病区工作的一线医务人员，相关部门应按实际工作天数的1.5倍计算应发工作天数，即实际补助天数=进入病区工作天数×1.5。对在集中隔离观察点工作的一线医务人员，相关部门应按发现确诊病例的当日起开始计算工作天数。

### 4.4.3.5 补助人员归档

（1）执行一档标准人员

一档标准人员包括在卫生健康部门确定的定点医院、方舱医院的隔离区或其他收治确诊病例的医疗卫生机构的隔离区直接参与患者救治的医务人员，直接进行病例标本采集、病原检测和病理检查的医疗卫生专业技术人员，在湖北省内发热门诊工作的一线医务人员。

（2）执行二档标准人员

二档标准人员包括除一档人员外参加疫情防控的其他医务人员和防疫工作者。

## 4.4.4 卫生防疫津贴

### 4.4.4.1 指导文件

2020年2月24日，人力资源和社会保障部、财政部联合发布了《人力资源社会保障部、财政部关于调整卫生防疫津贴标准的通知》，也由此废除了1979年执行至今的《卫生部、财政部、国家劳动总局关于卫生防疫人员实行卫生防疫津贴的通知》。

### 4.4.4.2 政策实施

相关医务人员根据工作量大小、时间长短、条件好坏、防护难易和危害身体健康的程度等情况，分别享受一类、二类、三类和四类卫生防疫津贴。卫生防疫津贴费用应列入各单位的经费预算中，执行情况应按照财务管理制度逐级上报卫生主管部门。享受卫生防疫津贴的卫生防疫人员，由所在单位填报名册，报上级卫生主管部门审核批准后执行。卫生防疫津贴的执行范围在疫情防控期间扩大到全体一线医务人员，在疫情结束后恢复至文件规定范围。

### 4.4.4.3 补助标准

补助标准具体参照 2020 年由人力资源和社会保障部、财政部印发的《人力资源社会保障部、财政部关于调整卫生防疫津贴标准的通知》执行。补助类别分为五类，每类的适用范围和补助标准均不同。我国卫生防疫津贴标准（2020 版）见表 4.5。

**表 4.5 我国卫生防疫津贴标准（2020 版）**

单位：元/人·月

| 补助类别 | 适用范围 | 补助标准 |
|---|---|---|
| 一类 | 专职从事烈性（甲类及按照甲类管理）传染病防治工作的人员；<br>专职从事强致癌性物质监测和研究工作的人员；<br>深入高山、野外、荒漠、森林从事自然疫源性疾病病源调查，病媒昆虫、动物采集和考察等工作的人员 | 560 |
| 二类 | 在急性（乙类）传染病流行期间深入病区进行防病治病工作的人员；<br>专职从事放射线和同位素监测工作的人员；<br>专职从事强毒、强菌室工作的人员 | 450 |
| 三类 | 深入病区进行寄生虫病、地方病防病治病工作的人员；<br>从事病源探索工作的人员；<br>专职从事在病区处理污水污物、除害灭虫工作的人员；<br>专职从事尘、毒弥漫场所实地调查、监测的人员，以及实施现场抢救工作的人员；<br>遇到紧急情况如地震、抗洪、抗高温、高寒、食物中毒、反生物战等情况发生，深入第一线进行防病灭病工作的人员 | 350 |
| 四类 | 专职从事消毒、杀虫、灭鼠工作和污水、粪便卫生管理工作的人员；<br>专职从事实验动物饲养工作的人员；<br>专职从事卫生监测、检验工作的人员 | 260 |
| 其他 | 除上列专职人员外，其他临时参加上述现场工作的人员，也可享受卫生防疫津贴 | 酌情 |

#### 4.4.4.4 核增绩效工资

由地方根据承担新冠肺炎疫情防控工作任务情况，因地制宜地向防控任务重、风险程度高的医疗卫生机构核增不纳入基数的一次性绩效工资总量。核增的一次性绩效工资总量由医疗卫生机构自主分配，重点向敢于担当、勇挑重担、加班加点特别是做出突出贡献的一线人员倾斜。

## 4.5 医务人员风险作业补偿的国内外政策比较评述

传染病风险是当今世界最具威胁性的风险之一，科学应对、防范与化解传染病重大风险，需正确识别风险源、风险的特征、发生机理、发展规律及其后果。我国在应对突发公共卫生事件风险上，正从风险识别、风险预警、风险决策、风险处置、风险抑制和风险预防等基本要素建立健全相关体制机制。

纵观我国目前的政策文本和理论研究，尚缺乏对突发公共卫生事件应急治理的核心参与主体——医务人员的风险防护和危险补偿保障体系及行动指南的研究。

如何基于职业健康和价值补偿视角来制定、建设针对突发公共卫生事件医务人员的风险补偿政策，并在制度上形成常态化和制度化，是建立健全突发公共卫生事件应急治理相关体制机制的关键命题。基于国际比较视角，我国突发公共卫生事件医务人员风险补偿的政策体系、实践标准与国际社会的共识仍存在一定的差距，具体体现在以下几个方面：

一是医务人员风险补偿总体处于低水平状态，激励作用弱化。以卫生防疫津贴为例，从相对数来看，卫生防疫津贴从 1979 年设立之初占工资比例最高达 11.5%~28.28%；2004 年防疫津贴占工资比例已降到 4.8%~14.5%；2016 年防疫津贴占工资比例进一步下降到 1.23%~3.28%。从绝对数来看，尽管 2020 年国家将原卫生防疫津贴四类标准每人每工作日 9 元、7 元、5 元和 3 元分别调整为每人每月 560 元、450 元、350 元和 260 元，但补偿标准仍低于国际标准。当前防疫津贴对卫生防疫人员未起到保障和激励的作用。

二是医务人员风险津贴碎片化与保障范围狭窄并存，津贴类别划分烦琐，执行难度大。首先，医疗卫生津贴、卫生防疫津贴、临时性工作补助存在碎片化情况，尚未基于价值和服务范围实现要素对接，其结果对医务人员风险补偿政策难以形成合力。其次，医务人员风险津贴保障范围狭窄，津贴覆盖范围不全，尚未建立同传染病与职业健康发展规律相适应的疾病目录。

三是尚未建立医务人员风险津贴动态调整机制，医务人员风险补偿滞后性和无序性并存。纵观我国医疗卫生津贴、卫生防疫津贴、临时性工作补助制度历史演变规律，医疗卫生津贴标准从 1980 年沿用至今，卫生防疫津贴标准自 1979 年颁布以来，于 2004 年和 2020 年调整两次，每次调整间隔都在 15 年以上。基于医务人员价值和岗位危险，厘清调整周期、调整幅度、调整范围和调整触发机制，是建立医务人员风险津贴动态调整机制的重大课题。建立同医务人员岗位基本工资挂钩机制，是建立医务人员风险津贴动态调整机制的一种政策选择。

四是尚未建立医务人员人力技术价值评估和风险评估的融合机制。医务人员风险补偿主要需面临补偿什么和如何补偿两个关键问题，而医务人员人力技术价值评估和风险评估的融合机制是量化解决这两个关键问题的基本方法和手段。探索如何建立医务人员人力技术价值评估和风险评估的融合机制，亦是完善医务人员风险补偿机制的关键内容。

五是未明确医务人员风险补偿筹资来源，政府与公立医疗机构权责界限模糊。1979 年下发的《卫生部、财政部、国家劳动总局关于卫生防疫人员实行卫生防疫津贴的通知》提出，卫生防疫津贴费用应列入各单位经费预算，执行情况按照财务管理制度，逐级上报卫生主管部门。2004 年下发的《人事部、财政部、卫生部关于调整卫生防疫津贴标准的通知》则提出，要调整卫生防疫津贴标准所需经费，按原渠道筹集。2020 年，人力资源和社会保障部、财政部印发的《人力资源社会保障部、财政部关于调整卫生防疫津贴标准的通知》提出，各省（自治区、直辖市）和中央部门发放卫生防疫津贴所需经费，按现行经费渠道列支；新疆生产建设兵团发放卫生防疫津贴所需经费，由其参照地方统筹解决。上述文件对于卫生防疫津贴经费来源不够明确，政府与公立医疗机构权责界限模糊。以公立医院为例，公立医院执行"公卫公益任务"原则上属于政府财政"六项埋单"的内容之一，应由政府财政投入。但在实际中，该部分经费由公立医院自行承担，也就降低了公立医院参与公卫公益任务的积极性。

# 5 医务管理人员快速风险决策机制

2019 年年底，新型传染病——新冠肺炎在武汉爆发，很快传播到全国，进而席卷全球。这次疫情是新中国成立以来在我国发生的传播速度最快、感染范围最广、防控难度最大的一次突发公共卫生事件，对我国医疗卫生体系提出了重大挑战，也对我国经济社会造成了较大冲击。

在这次疫情应对中，我国暴露出在重大疫情防控体制机制、公共卫生应急决策和管理体系等方面存在的明显短板，需要在传染病防控领域总结经验、吸取教训。尤其是缺乏有效地快速应急决策机制，导致决策迟缓，错过了早期防控的黄金窗口期，丧失了以最小代价控制住疫情的时机；等到做出严控车站、码头进出的决策后，又缺乏系统性决策的配套措施，导致患者在医院交叉感染，进而导致社区大范围传播，最终当要启动全国疫情防控时，需要花费数百倍的代价和资源。

因此，深入研究突发公共卫生事件中医务管理人员快速风险决策机制，对及早精准预判疫情形势、及早形成科学防疫决策、及时提供决策配套防控举措有重要意义，不仅能够推进我国重大疫情防控和应急决策机制建设，还能减少重大疫情带来的经济和人力的巨大损失，降低重大疫情对社会生活的巨大冲击。

## 5.1 医务管理人员快速风险决策机制研究的意义

对医务管理人员快速风险决策机制的研究，有利于完善突发公共卫生事件的快速应急决策体系，从源头上和过程中减少并化解重大疫情的风险。本章以此次新冠肺炎的数据为样本进行大数据研究，并从数理统计学角度描述当前中国重大疫情监测预警和决策的现状、特点及其未来发展趋势；从国际前沿的机制设计理论和危机管理理论的角度构架多维重大疫情监测预警机制，避免依赖疾控中心单一信息渠道受常规行政思维干扰出现的失真失灵现象，从而搭建一套大数监测预警基础上的快速应急决策的信息预警体系；运用机制设计理论，提出高效应对重大疫情的快速应急决策的专家智库研判机制，从而化解重大疫情风险，减少其对社会和经济的冲击。

对医务管理人员快速风险决策机制的研究，有利于推动突发公共卫生事件的预警、决策理论和技术的发展。突发公共卫生事件的大数据预警研究在国内刚刚起步，不仅缺乏适合中国国情的公共卫生大数据预警理论，还缺乏能够有效监测预警的实用技术和方法。本章以突发公共卫生事件作为风险预警的基本依托，在监测预警中引入大数据可视化分析，形成及早研判的快速应急决策模型；借助机制设计理论来重新构架突发公共卫生事件的快速应急决策支持机制，有利于推进适应中国国情的公共卫生快速应急决策理论的演进。

## 5.2　快速风险决策机制的研究现状及趋势

考虑到突发公共卫生事件的快速应急决策机制与突发公共卫生事件的预警、应急决策有相似之处，因此，我们从突发公共卫生事件的监测预警和快速应急决策两个方面对国内外研究现状及发展动态进行分析。

### 5.2.1　国内外突发公共卫生事件的监测预警的研究

全球对突发公共卫生事件危机预警管理的研究起步较晚，最初危机管理只被运用到自然灾害这一领域。危机管理的理论和方法最早起源于欧美，由于国际的政治运动、军事危机和石油危机等公共突发事件的出现，出现了研究公共危机的学者，进而开始展开与公共危机相关的危机预警研究。欧美国家还设立了专门的研究机构，利用相关学科对历史上的公共危机事件的分析总结，开始了对危机预警管理更为深入的研究。

5.2.1.1　公共危机预警管理的理论基础和形成

19 世纪 60 年代，"系统群研究法"被德罗尔提出，他找出了影响危机出现的 12 项影响因素，并提出政府的相关政策规定要建立在对危机信息进行科学分析的基础之上，为危机预警管理朝着科学规范化发展奠定了基础。20 世纪 60 年代至 80 年代，危机预警管理不再仅限于对公共事件的研究，开始向企业渗透，形成了两个分支，即企业危机管理和公共危机管理。1972 年，赫尔曼（Herman）作为危机研究的先行者，认为危机是一种突发的形势，在爆发和做出应对措施之间的时间非常短暂，因此决策主体可能无法掌控危机爆发后带来的后果。1986 年，芬克指出企业在未来发展的过程中会遇到一些新的挑战或是转折期，这就需要企业在经营过程中运用好危机管理的预防功能，并提出了危机四阶段模型，分别是预兆期、发生期、持续期和恢复期。国外的学者们也开始更加深入地探讨公共危机的预警问题，提出许多著名的理论和成果。

### 5.2.1.2 公共危机预警理论的发展

20 世纪 80 年代至 20 世纪末，出现了许多与公共危机预警相关的重要思想。1980 年，福斯特从危机处置环节中凸显的问题总结了在应对危机事件中出现的纰漏，主要包括工作人员不足、物资储备不够、缺少决策预案和应对时间缺乏这四个方面。1991 年，皮恩伯格和罗森塔尔将危机概念的界定进一步拓展延伸，指出危机作为一种不能提早预知、会给受众带来强烈危机感和危害的情境，事态发展的不确定性严重引起了社会的动荡和民众的恐慌，对在现行政策法规指引下建立的社会生活秩序造成冲击，也会引起公民对政府执政能力的重新审视。因此，政府要对危机的应对把握住最佳时机，提出高效、快捷的政策措施，避免危机的发生和扩散。1993 年，米托夫（Mitriff）和皮尔逊（Pearson）提出要注重危机初期信息的收集和分析，对分析结果进行评估，保证收集信息的质量，为之后解决措施的制定奠定基础。同时，不要忽视媒体和公众的影响力，政府部门要及时公布危机信息，保持与公众的良好沟通，以免对危机产生误读使公众对政府产生误解。

### 5.2.1.3 危机预警管理理论的研究趋势

20 世纪末至今，学者们对危机发生、发展阶段的深入探究，为危机预警管理的研究提供了全面详尽的分析框架；危机管理开始侧重于对危机应急全程的关注，尤其是关注危机还未形成或是未造成重大损害之前的这一重要阶段。Norman R. Augustine（1995）从危机的潜伏、萌芽、发生和结束四个方面对危机管理的过程进行了阶段性划分，分别是危机的防范、准备、确定、处置和恢复阶段。罗森塔尔（2001）则指出要有针对性地对不同类型的危机进行具体的应对。后来的研究还提出了许多划分方法，其中关于危机发生、发展过程的"五阶段"模型被较多的国内学者所接受并进行研究发展。危机的生命周期理论被作为核心理论，包括信息监测、预测预防、控制危害、恢复重建和总结经验五个阶段。但对危机发展过程的分析运用最多的是危机的三阶段模型，即危机事前预警、危机事中应对和危机事后恢复。

简而言之，西方国家关于危机管理领域的研究主要呈现以下趋势：一是研究领域的拓展，从最初对公共事件以及企业方面的危机管理延伸到重大公共卫生事件方面；二是危机前的预警管理工作已经得到重视，意识到危机信息监测分析对于防控预警的重要作用，展开了对危机预警管理的相关研究；三是研究方法上从以前单一的定性研究转变为对影响危机发生、发展的各因素量化分析和定性研究相结合的方式，也开始通过建立预警模型等来模拟危机的发生和发展。

### 5.2.1.4　国内公共卫生事件的危机预警研究

我国危机预警的研究领域起初主要集中在企业和一般组织的危机管理理论方面，直到 2003 年的 SARS 危机爆发，突如其来的疫情让全国陷入一片恐慌之中，这也凸显了我国政府在疫情的应对过程中，还存在预防工作不及时、不到位，预警机制差和物资储备不足等缺陷。因此，我国政府开始把危机管理理论研究上升到国家战略高度，组织了大批专家、学者对危机预警管理进行研究。我国学者对突发公共卫生事件监测预警的研究主要集中在以下几个方面：

（1）我国突发公共卫生事件危机预警管理的历史回顾

关于突发公共卫生事件的应对，一些学者对我国应急体系的建设历程进行了系统总结，从中探索出我国危机预警管理的发展线索。雷晓康（2013）研究了我国公共卫生的建立与发展情况，指出我国的公共卫生起源于 1910 年东北三省的防治鼠疫；新中国成立以后，中国特色应急体系开始建立，到 1965 年前后，中国特色应急体系已经基本建成；直到 2003 年的 SARS 危机爆发以后，突发公共卫生事件的危机管理被上升到国家战略地位的新高度；由于 SARS 的侵袭，政府管理体制凸显出不足，推动了我国突发公共卫生事件应急预案的编制和应急机制、法制、体制工作的建设。

黄飞（2013）和孙梅（2014）等人从应急预案制定、应急队伍建设与培训、应急物资保障、信息报告、现场处置分工、应急评估工作和综合治理等几个方面对重大公共卫生事件的政策变迁进行了研究，认为相关政策的可行性和时效性比较差，我们尚需完善重大公共卫生事件危机管理的相关政策和法规。

（2）我国危机预警管理的现状及其对策研究

舒彬（2010）、刘丽群（2012）和张皓（2015）等人研究了我国重大公共卫生事件预警机制存在的预警指标体系不健全、监测报告系统反应慢和预警反应措施不及时等问题，并提出了采用控制图法建立预警数据库，采用移动百分位数法建立预警模型，同时进行数学运算和统计，优选出疫情的预警界值。他们还指出，政府部门应结合当地疫情的具体信息优选出预警界值，以提高疫情监测的预警能力。

（3）从实践角度研究我国医疗卫生机构的预警应急能力

陈胤忠（2009）对2003—2008年江苏省突发公共卫生事件的应急管理的处置过程进行分析，指出我国在突发公共卫生事件危机管理中取得的实践成果。毛慧（2009）的研究表明，我国医院的危机与忧患意识还不够强，缺乏应急管理的整体规划和资源全面整合、风险评估机制，相关职能部门制定的应急预案专业化程度有待进一步加强。袁志明（2013）的研究表明，我国虽然建立了传染病和传播媒介的网络监测体系，并建立了相应的信息发布机制，但医院作为传染病早期监测的终端，其疾病监测和病毒检验检测的能力都有待提高。谢红莉（2014）对SARS和H7N9（H7N9型禽流感）两起突发公共卫生事件的政府管理进行了对比分析，指出我国突发公共卫生事件应急管理应加强部门间的协作、加速信息的传递、提高应急工作的执行力。

### 5.2.2 国内外突发公共卫生事件的快速应急决策的研究

Rhee（2017）的研究指出，西方发达国家对重大公共卫生事件的应急处置主要源于危机管理。而随着各种公共卫生事件的频繁发生，有关重大公共卫生事件的应急决策开始得到学者们的广泛关注。

#### 5.2.2.1 突发公共卫生事件的特性

Michael Bland（1998）以社会学的视角来观察，指出突发事件本身是由人类自身的原因所产生的，并能够对人类的生活和生存造成影响和威胁的事件，而这些事件也是人类所必须面对的。Mitchell（2013）的研究表明，突发事件不仅会对社会的公共规则、公共秩序和社会发展情况带来较大的影响，同时突发事件也难以被监控和预测。

Brennan（2005）等人在对SARS发生的过程进行分析之后，认为要想解决重大公共卫生事件，我们就必须要借助一些特殊的办法，在这个过程中还要总结出一些经验和教训，这对于社会的整体发展和进步也能够起到更加积极的作用。

Keith（2003）研究认为，公共卫生的本质就是在系统的体系和组织下，让社会公众保持身心健康的行为。美国医学科学研究会对公共卫生的定义为：公共卫生是为了保障社会公众的健康，社会整体所做出的有意义和作用的行动。

从突发公共卫生事件的本质来看，其含义是由于疾病、传染源、生物污染甚至恐怖行为所造成的影响社会公众身心健康的事件，事件的结果会造成一定的社会影响，这种影响造成的危害较大，甚至能超出国别的范围，而事件的发生也是难以预料的。

### 5.2.2.2 突发公共卫生事件的生命周期

Schneeberger（2016）在急救的定位与组织研究中，为了将突发公共卫生事件的应急处置过程划分得更加细致，他将危机发生前、危机发生中和危机发生后的三个阶段归纳为危机发生的三个阶段。在这三个阶段中，他再次详细划分出各子阶段，由此将重大公共卫生事件应急处置的步骤明晰到监测、确认、警示和处置等多个阶段。Fink（1986）的生命周期模型分为四个阶段，这也是对于突发公共卫生事件处置的不同阶段研究中，具有代表性的分析方法。这四个阶段主要是预兆（prodromal）、发生（breakout）、持续（chronic）和恢复（resolution）。这种细致的划分方式能够帮助我们梳理出一条清晰的突发公共卫生事件处置流程。这种流程更加明确也便于实施，同时也能通过不同阶段的特征判断危机所处的具体阶段，从而能够制定有针对性的对策。

### 5.2.2.3 突发公共卫生事件的应急决策管理

George Haddow（2017）研究认为，应急决策管理的本意是一种如何面对风险及如何处置风险的专门学科。David（2013）认为应急决策管理应该划归到职业与学习门类的范围内，应急决策管理就是运用科学的办法、灵活的策略和有效的管理来应对特殊事件。特殊事件的发生，可能会造成人身伤亡、财产损失和社会秩序被扰乱等结果。William L（2015）认为应该将应急决策管理划分到风险管理的范畴内，承受风险、应对风险并解决其所产生的危害是应急管理的目的。

Kay C.（2009）认为，应急决策涵盖了突发公共卫生事件中的缓解、准备、反应和恢复四个阶段，是一种综合性的决策和管理，这种决策和管理方式需要得到全社会的共同支持和参与，并且贯穿突发公共卫生事件处置过程的始终。

### 5.2.2.4 国内的突发公共卫生事件的应急决策研究

（1）突发公共卫生事件的应急决策体系

刘鹏程等（2014）详细分析了在突发公共卫生事件应急决策体系中所包含的决策机制和决策流程，强调了通过政府的渠道建立起协调机制的必要性和现实性，并对于这种协调机制在运行过程中的问题提出了建议及对策。

郑云娟（2018）的研究表明，面对突发公共卫生事件时，我们必须要联合更多的社会力量共同协作，才能更好地进行决策和处置；要完善民商法制度，使应对重大公共卫生事件有章可循；要健全组织体系，使各类应急资源得到很好的利用，要建立健全公众参与决策的体制，降低事件的危害程度。

杨学文（2017）和肖颖（2017）等人的研究表明，我国公共卫生管理体制改革首先需要促进相关法律的立法工作，其次应该构建合理、完善的突发公共卫生事件应急决策体系和反应机制，最后应从政府层面加大财政支出力度，提供保障、明确各工作岗位的权利和义务等。

（2）突发公共卫生事件的应急决策预案

房昊（2017）提出结合当前快速发展的网络及大数据科技，建立一套能够以最快的速度提供决策意见，同时能够包含所辖区域数据的应急决策的预案系统。李明芳等（2014）和刘江艺等（2015）都强调，运用突发公共卫生事件数据库中的相关数据，强化对突发公共卫生事件的监测与决策能力。刘聪（2017）的研究表明，公共卫生的风险将直接关乎社会中每位成员的身心健康，公众从媒体获得信息的渠道是否通畅将作用于公共卫生风险的化解过程中。

（3）突发公共卫生事件的舆情控制

媒体应对方面，苏宏元（2017）、安璐（2017）和王雪冰（2016）等人的研究表明，网络舆情的控制也是突发公共卫生事件处置的一个重要方面。相关部门应当及时监测和有效引导网民情绪以稳定秩序，通过管理和掌控社会公众对于突发公共卫生事件的舆论导向和情绪态度，采取更加有效并避免激化矛盾的方式来应对处置，以此来提高自身的管理水平。李铁锤（2018）认为，当突发公共卫生事件发生时，社会公众获得的舆论导向以及信息情况有可能发生变化，这些情况的变化如果不加以控制和引导，结果往往难以预料。相关部门应该将对舆论和信息的正确引导作为重要的工作来做，以确保社会的稳定。

### 5.2.3　快速应急决策机制存在的问题

#### 5.2.3.1　快速应急决策机制研究中存在的问题

国内外在突发公共卫生事件的预警和应急决策等领域的研究内容及成果，无疑为本书提供了大量的理论与方法借鉴。然而，现有研究仍然存在以下一些有待改进之处：

（1）较少研究行政思维干扰科学思维，导致监测预警信息系统出现瞒报与迟报现象，从而出现风险评估的信息失真失灵的问题，这使得政府无法建立有效的快速风险评估机制；

（2）较少研究跨专业的智囊组织来整合支持决策，难以形成有效决策的问题；

（3）较少研究打破国内现有行政组织架构、如何建设紧急救援指挥中心、如何完善系统性应急保障举措和难以保障决策的有效执行等问题。

### 5.2.3.2 当前快速应急决策系统存在的关键问题

（1）要避免疾控中心监测系统中出现疫情数据漏报、瞒报和缓报的问题，从而避免单一行政信息渠道的监测数据失真和延误，以防止错失疫情早期防控的黄金窗口期。相关部门应当通过建立以居民社区 AI 监测为基础的嵌入式全覆盖社区 AI 监测系统，对客观的公共卫生信息进行机器识别，在深度学习的基础上，自动生成监测预警信息，及早自动向上级系统报告，防止研判的基础信息失真和延误。

（2）现代科层制的行政系统，存在以例行的、缓慢的程序性决策来应对突发公共卫生事件的问题。而突发公共卫生事件，因为其突然性、不确定性和巨大的危害性，往往需要非程序性的快速风险评估。如何及早、科学地开展快速风险评估，并有效地避免科学预警受行政思维干扰，就必须运用 AI 技术和大数据技术，整合重塑现有的风险评估系统和模型，形成一个高效的快速风险评估机制。一是对社区 AI 监测信息大数据分析后，机器识别出风险，在危机触发点 AI 系统自行启动预警和程序性的快速风险评估；二是当多个信息渠道的疫情信息相互矛盾和冲突时，非程序性地启动专家人工介入的快速风险评估机制。比如，医院自媒体渠道信息与美国疾病控制和预防中心的渠道信息发生冲突或矛盾时，而社区 AI 监测等系统又有预警征兆但还未形成预警时，应当如何启动专家组人工评估现有预警征兆信息，而非把此类信息丢给行政管理人员进行非专业的判定。

（3）对突发公共卫生事件研判后，要确保决策方案的系统性和可操作性。行政领导在做突发公共卫生事件决策时，往往并不具备相应的专业背景和经验，这容易导致决策方案的片面性和难以操作。因此，行政领导可以借助外脑来完善决策方案，尤其是要注重建立健全突发公共卫生事件的跨专业智库，形成跨专业智库提供预防、临床、经济、法律、社会等领域系统性方案的决策支持机制，从而保证突发公共卫生事件决策的系统性和可操作性。

（4）对突发公共卫生事件做出快速风险评估和决策后，还要确保决策的统一指挥和有力执行。相关部门要让重大决策科学有效，并得到全面有力执行，就必须打破现有的行政架构，建立紧急状态下的临时组织架构，围绕应急反应预案，依托人、财、物的保障制度，统筹管理各部门的协同行动，形成一套及时、系统、配套、动态、追踪的决策响应机制。

## 5.3 完善快速应急决策机制的战略举措

要进一步完善快速应急决策机制，相关部门就必须研制开发基于社区 AI 监测的突发公共卫生事件风险多级评估模型，构建多维信息系统基础上的快速风险评估机制，建立跨专业智库专家基础上的科学、合法、民主的评估制度，构建以紧急救援部为核心的及时、动态、追踪的决策响应机制。

### 5.3.1 研制开发基于社区 AI 监测的突发公共卫生事件风险多级评估模型

为避免疾控中心监测系统出现漏报、瞒报和缓报，避免出现重大疫情监测的失真，相关部门应当大力建设以社区 AI 监测系统为主的全覆盖监测系统，从而有效监测重大疫情和及早预警，进而形成风险多级评估模型。

#### 5.3.1.1 实现社区 AI 监测疫情的风险评估标准的具体量化

要实现对突发公共卫生事件风险的精准评估，进行准确风险预警，相关部门就必须对拟评估事项进行准确量化。量化标准主要包括"患者症状信息"和"患者个人信息"两大因素。一是患者症状信息标准要有细化指标。我们可以根据《中华人民共和国传染病防治法》《突发公共卫生事件应急条例》和《国家突发公共事件总体应急预案》在社区 AI 监测系统里设定细化指标。二是"患者个人信息"必须有细化指标，才能为研判疫情做支撑。如患者个人信息的内容主要包括年龄、性别、身份、职业、工作地点、居住地点等因素，这些关键要素涉及公共卫生事件量化的内容，还可以扩展到症状类型、持续时间、感染人数、所在地域、所在职业、有无爆发趋势等。由于突发公共卫生事件自身的特点，我们只有将所涉因素进行量化，才能使风险评估的标准具有可操作性。

#### 5.3.1.2 建立以居民社区 AI 监测为基础的嵌入式全覆盖社区 AI 监测系统

群防群控是疫情防控治理的关键，当务之急是建立入网、入格、入家庭的社区 AI 监测系统，可以对流动人口进行大数据管控追踪；也可以加强对密切接触者的管理；还可以把最新的健康知识传递到每个人。社区 AI 监测系统应当是开放式系统，可以嵌入各类子监测系统，如嵌入学校缺课率监测系统、药房销售系统、商场体温和咳嗽监测系统、法医疾病死亡判定系统和动物突发死亡监测系统。

这套系统一旦建立，可以覆盖大部分人群。我们通过 AI 随访，能够在线采集、监测疫情信息，避免因上门体温排查所导致的交叉感染的风险，也能够避免因排查人手不够所导致的漏报和迟报，从而提高重大疫情监测的灵敏性和全面性。

### 5.3.1.3　构建突发公共卫生事件风险多级评估模型

根据突发公共卫生事件风险的四级划分规则，我们将相应的事件分门别类录入数据库，对各种突发公共卫生事件的特征和规律进行归类整理，输入数据库，通过 AI 的机器学习和深度学习以及 SPSS 统计分析工具建立相关多级评估模型，通过逻辑回归分析检测哪些征兆可能预示疫情的发生。在对模型反复检测和修正后，我们最终确定风险评估的四级评价模型。事件预警和快速风险评估是依据对近年来我国突发公共卫生事件的全部既有相关数据进行数理统计分析，通过预警和快速风险评估模型监测后，对重大突发公共卫生事件监测运行的质量和后果进行评价、预测和预警。

### 5.3.2　构建多维信息系统基础上的快速风险评估机制

在社区 AI 监测系统做出有关突发公共卫生事件异常征兆的预警后，经过预警和快速风险评估模型分析之后，如认为可能发生重大（Ⅰ级）或较重大（Ⅱ级）事件风险的，由卫生部门将该风险通报给上级卫生部门和上级行政部门，同时启动快速风险评估程序，并随时监测其发展动态。

对于较大（Ⅲ级）或一般（Ⅳ级）事件风险的，仍然按照常规程序处理。由此，突发公共卫生事件的快速风险评估及预警机制不仅可以过滤掉部分无须启动风险预案的事件，而且还可以变事后处理为事前预防、变事后补救为事前防范，可以更好地化解突发公共卫生事件的风险。

为构建突发公共卫生事件的快速风险评估机制，我们计划重点研究两种事件的快速风险评估：①社区 AI 监测系统经过风险评估模型和大数据分析后，系统自行启动预警和程序性风险评估的重大突发公共卫生事件；②当多个信息渠道的信息相互矛盾和冲突时，非程序性地启动专家快速风险评估的重大突发公共卫生事件。

### 5.3.3　建立跨专业智库专家基础上的科学、合法、民主的评估制度

传统的突发公共卫生事件决策，往往依据的是流行病专家或临床医学专家的专业意见。而医学专家的判断主要是基于循证医学和现有资料，结合的是自身过去在某个专业领域的经验，但对于新发疾病的预判并不能完全保证正确和有效。而且由于狭窄的专业视野，他们往往对医学专业外的经济、社会和心理

等方面的考量较少，使其建议的操作性较低。

由于突发公共卫生事件的重大决策涉及预防医学、临床医学、卫生经济学、法学、社会学和公共管理学等诸多领域，我们必须通过跨专业智库来提供强有力的决策咨询。要构建日常性的突发公共卫生事件的常备智库，我们还要健全常备智库与临时性智库的协作机制，搭建好常备专家与临时性专家思想互动、碰撞、协作的渠道。

我们要建立跨专业智库专家基础上的科学、合法、民主的评估制度，对评估主体、评估启动、评估范围、评估阶段、评估方式和具体评估程序等做出明确规定，使突发公共卫生事件的决策能够依据明确可行的规范合法、有序地进行。

我们对突发公共卫生事件的决策进行五个方面的评估：①合法性，即重点评估相关决策、项目、事项的出台是否符合法律政策规定；②合理性，即是否兼顾到各方面群体的利益，尤其是医院和医生的合法权益；③可行性论证，即评估该政策是否与本地区经济社会发展总体水平、总体卫生资源配置相适应；④社会风险评估，即评估该政策是否可能引发重大社会矛盾，引起群众不满，造成群体性事件，如当决定要进行某社区隔离时，应对社区隔离的居民的生活物资保障、就诊指导、心理疏导等问题进行全面评估；⑤分析预测并形成评估报告，其中报告应包括重大决策基本内容、政策或项目影响分析、风险分析、风险防范对策、应对预案纲要和评估结论等部分。

通过跨专业智库专家的评估制度，让专家们充分讨论、多维度研判，才能形成专家共识和可操作的系统性决策建议，才能够平衡官员的行政思维与专家的科学思维，最终形成有效决策。

### 5.3.4　构建以紧急救援部为核心的及时、动态、追踪的决策响应机制

突发公共卫生事件的决策响应机制由决策系统、保障系统和执行系统共同组成。针对出现的突发公共卫生事件，我们经过跨专业智库专家快速风险评估后，应当根据专家组形成的专家共识和政策建议，依法迅速搭建紧急救援部作为决策指挥中枢，依托防疫经费、防疫物资、防疫人员组成保障系统，统筹协调管理各级部门形成的执行系统，最终形成决策指挥统一、保障坚强有力、执行落实到位的决策响应机制。

# 6　医务人员的作业风险管理

近年来，由于环境污染和气候剧变，传染病不断演化，新的传染病频发，导致突发公共卫生事件不断涌现。当突发公共卫生事件出现时，医务人员在防控传染病的过程中，由于其与患者经常性的接触，面临暴露的高风险，其被感染的概率远远高于一般人群。如果没有高水平的作业风险管理，是不能保障医务人员自身的作业安全的。一旦医务人员的作业风险管理失控，即使给予医务人员更大的风险作业经济补偿，也难以调动医务人员冲锋陷阵的士气。医务人员是来消除疫情的，而不是来被疫情消灭的。要保护好医务人员的生命安全，就必须加强其作业风险管理，从操作流程上规范医务人员的作业，降低其防控传染病过程中被感染的风险。

## 6.1　突发公共卫生事件的特征

### 6.1.1　突发公共卫生事件的特点

突发公共卫生事件是现代公共卫生事件紧急状态的表现。突发公共卫生事件具有以下特点：

（1）突发性。因事件真实发生的时间、地点具有一定的不可预见性，扰乱了通常的社会秩序，政府亟须快速做出反应和处理；否则会造成巨大损失。

（2）广泛性。疾病传播不像战争那样有地域、疆界之分，它是通过人与人之间的交叉接触实现的。当今现代化的运输系统明显地助长了传染病在世界范围内传播的可能性，它能跨越洲际、国际和疆域，不分民族、种族和社会群体，跨越不同的文化和社会制度，无视国家、地区的贫富差异，不仅给原发区也给某一地区或全球带来巨大灾难。传染病的发生不是某个国家或地区独有的，而是全人类需要共同面对的，对其进行有效控制也不仅是一个国家或地区的责任，而是关系到全人类共同的安全和利益。有效应对突发公共卫生事件需要国际间的合作和国际组织的参与。

（3）致命性。政治、经济等危机会造成社会动荡和秩序混乱，给国家和个人的财产造成重大损失，导致人身安全得不到保障。但是政治、经济等危机过后，人们的生产和生活是完全可以恢复的，而突发公共卫生事件有时直接危及人们的生命，这种损失是无法挽回的。

（4）识别难。新型传染病属于人类未知的领域，因为病菌通过变异后又和人类周旋：一是产生抗药性，形成抗药群落；二是变得越来越怪异，使药物难以被识别。

（5）负面性。突发公共卫生事件直接关系到人类的生存和发展，与人们的利益休戚相关。危机一旦爆发，很容易涉及政治、经济、社会等多个层面，不仅影响人们的正常生产、生活秩序，还影响到社会经济发展、政治稳定，有极强的危害性。

### 6.1.2　突发公共卫生事件的危害性

人类的发展史也是人类与疾病抗争的历史。近年来，突发公共卫生事件在我国时有发生，一次次突发公共卫生事件的发生，给社会稳定、经济发展、人类的身体健康造成了一定的危害，同时，这反过来也使人类更加高度重视公共卫生问题。

#### 6.1.2.1　危害社会稳定

突发公共卫生事件的发生，打破了人们日常心理行为的平衡，扰乱了人们的正常生活秩序，危及社会的稳定。疫情刚发生时，一般人觉得疫情离自己还很遥远，防护意识薄弱，使病原体有机可乘。在疫情爆发期，一般人突然意识到疫情离个人原来并不遥远，随即产生恐慌心理，正常的生产、生活秩序被打乱，尤其是当突发公共卫生事件击倒了一批又一批英勇无畏、奋不顾身的医护人员时，人们的恐惧心理会更加强烈。如2003年SARS疫情发生时，就有人四处散播各种谣言，谣言很快在社会上流传开来，市场上的感冒类药物和抗病毒类药物异常紧俏，各大药店、医院、医药公司和药厂的板蓝根制品和其他抗病毒类药品大都接近脱销。造成这一现象的主要原因之一，就是疫情信息的公开不及时和相关知识的宣传力度不够，以至于人们极度恐慌，轻易不敢出门，当年的"五·一"黄金周，国内的各旅游景点人员稀少，酒店、宾馆、交通运输业大多处于半停业状态。

#### 6.1.2.2　危害经济发展

突发公共卫生事件往往对经济的危害较大。如2019年年底爆发的新冠肺炎疫情，就是一次全球性的公共卫生危机。到了 2020 年，新冠肺炎疫情已经扩散到全球。Worldometers 世界实时统计数据显示，截至北京时间 2020 年 12 月 31 日 7 时 21 分，全球累计确诊新冠肺炎（COVID-19）病例超过 8 299 万例，当日新增确诊病例 667 928 例，达到 82 994 375 例，累计死亡病例超过 181 万例，当日新增死亡病例 13 868 例，达到 1 810 083 例，康复病例共 58 801 624 例，重症和危重症病例达到 106 361 例。

全球新冠肺炎确诊病例超过 100 万例的国家达 17 个，75 个国家病例超 10 万例。而美国、印度、巴西、俄罗斯、法国、英国、土耳其、意大利、西班牙和德国等国是受新冠肺炎疫情波及最严重的国家。其中，疫情最严重的美国，新冠肺炎累计确诊病例全球最多。

新冠肺炎疫情对 2020 年的全球经济造成了巨大冲击。根据 2021 年 4 月 6 日 IMF（国际货币基金组织）发表的《世界经济展望报告》，预计 2020 年的全球经济将萎缩 3.3%。

受新冠肺炎疫情的影响，主要经济体国家的经济都出现了大幅度萎缩。

2021 年 1 月 28 日，美国联邦中央正式公布的 2020 年全年度 GDP 数据显示，2020 年受疫情影响美国 GDP 大跌萎缩 3.5%，创下第二次世界大战以来的最大跌幅，同时也是 2009 年之后第一次出现负值。

2021 年 2 月 15 日，日本内阁府发表的初步统计结果显示，受疫情影响，日本 2020 年实际 GDP 萎缩 4.8%。这是日本经济自 2009 年以来第二次出现负增长。

2021 年 1 月 16 日，德国联邦统计局正式公布 2020 年的 GDP 萎缩了 5.0%，由于受到疫情的巨大冲击，与上年 GDP 的增长 0.6% 相比，相差 5.6 个百分点，略低于 2009 年全球经济危机时的表现（下降 5.7%）。

2021 年 2 月 12 日，英国国家统计局（ONS）公布，初步数据显示，2020 年英国 GDP 萎缩 9.9%。这创下了英国 311 年来的最大跌幅。上一次让英国经济受这等重创还要追溯到 1709 年的全欧 "大霜冻"，彼时的英国还是个农业国，连工业革命都还没发生。由于英国放松了对新冠肺炎疫情的防控，该疫情在 2020 年年末死灰复燃，迫使英国重新实施了全国封锁措施，因而 2020 年第四季度英国 GDP 环比仅增长 1%。

2021 年 1 月 29 日，法国国家统计和经济研究所发布数据显示，法国 2020 年的 GDP 萎缩了 8.3%。

2021 年 1 月 29 日，西班牙国家统计局报告显示，受疫情影响，西班牙 2020 年全年 GDP 萎缩 11%，是第二次世界大战结束以后经济收缩最严重的一次。

2021 年 2 月 2 日，意大利国家统计局发布数据显示，深受疫情拖累的意大利，2020 年的 GDP 萎缩了 8.8%。在欧洲主要经济体内，意大利 GDP 下跌 8.8%，是跌幅最大的国家之一，仅比另一个疫情严重的国家西班牙 11% 的跌幅好一些。欧盟委员会主席冯德莱恩当天宣布，根据"缓解失业风险紧急援助"项目（简称"SURE"），意大利将再次获得 44.5 亿欧元的贷款支持。

2021 年 2 月 1 日，俄罗斯联邦国家统计局公布数据显示，俄罗斯 2020 年的 GDP 萎缩了 3.1%。

2021 年 1 月 18 日，中国国家统计局发布数据，2020 年中国全年 GDP 增长 2.3%。

全球在 1 万亿美元以上的主要经济体有 18 个，均受到了新冠肺炎疫情的巨大冲击，但是由于中国的疫情防控工作得力，所受影响得到极大控制，中国是全球唯一的经济正增长的主要经济体。

2021 年，全球经济增长前景仍然具有高度不确定性，将主要取决于疫情发展及政策行动的效果。同时，新兴市场经济体和低收入发展中国家受到的打击更大，从中期来看，或将蒙受更大的损失。

疫情将对不同国家和群体产生不同影响。其中，对于依赖旅游业和大宗商品出口的国家，以及政策应对空间有限的国家，疫情将对其造成非常巨大的经济冲击。此外，低收入国家和发展中国家遭到的教育损失更加严重，而由于学校教育受到的冲击不同，将进一步放大贫富差距。

### 6.1.2.3　危害人身安全

突发公共卫生事件因具有突发性、群体性、不确定性和危险性等特点，往往在人们毫无防范的情况下突然发生。有的甚至骤然而至，迅速扩散，使人措手不及。无论是中毒事件、安全事故，还是传染病、群体性不明原因的疾病，都具有极大的危险性，对人们的身体健康和生命安全都会造成极大损害，受害或遇难人数往往较多，影响面广。

截至 2020 年 12 月 31 日，法国新冠肺炎患者累计确诊超过 260 万例，当日新增确诊病例 26 457 例，累计死亡病例 64 381 例，当日新增死亡病例 303 例。而根据法国全国统计和经济研究所完成的人口概况调查统计结果，截至 2020 年 1 月 1 日，法国总人口达到 6 706 万人（其中 6 500 万人居住在法国本土），较上一年数据增加 0.3 个百分点，即 2019 年法国人口自然增加数（出生人数减死亡人数）为 14.1 万人。这就意味着，2020 年，法国因新冠肺炎疫情死亡的人口数量占了 2019 年人口自然增长数的一半。这场突如其来的疫情，一时间严重威胁到法国人民的身体健康和生命安全，对整个法国人口数量来说影响甚大且深远。

### 6.1.3 突发公共卫生事件中医务人员面临的作业风险

传染病引发重大疫情后，在防控传染病的过程中，提供卫生保健的能力对于确保公共卫生响应良好运转十分重要。前线工作的医务人员由于将自身暴露于潜伏传染源的环境中，处于一种危险的状态。因此，在病毒性疾病群体性爆发期间对于医护人员的保护极为重要，这是由于医护人员间的感染会加剧传染源在患者、同行者和家庭成员间的传播，同时导致缺勤率增加，减少卫生保健响应。

本节以美国 2009 年甲型 H1N1 流感中的医务人员作业的感染风险及防控情况为例。

#### 6.1.3.1　2009 年甲型 H1N1 流感爆发过程

2009 年 4 月 15 日，美国疾病控制和预防中心在加利福尼亚州一个 10 周岁患儿送检样本中，发现一种新型甲型流感病毒（H1N1），研究发现新 H1N1 病毒的基因组，是由北美猪系 H1N1 流感病毒和欧亚猪系 H1N1 流感病毒的基因组重组而成，因此称为"猪源性甲型流感病毒"。2009 年 4 月 17 日，同样在加利福尼亚州，在一名 8 周岁患儿的送检样本中再次发现同一病毒株。两个患儿相距 130 英里（1 英里＝1.6 千米，下同），美国疾病控制和预防中心立即与加利福尼亚州当地的动物和人类健康官员合作，立即开始对这一敏感情况进行调查。

2009 年 4 月 18 日，根据《国际卫生条例》，美国国际卫生条例规划署向世界卫生组织报告了 2009 年甲型 H1N1 流感病例。通过追踪两名病人的接触者，检查病人和猪之间是否有任何联系，综合一系列信息后，美国疾病控制和预防中心的流行病学家怀疑这种病毒已经开始发生人际传播。

2009 年 4 月 23 日，美国疾病控制和预防中心举行了第一次正式的全面新闻发布会，向媒体通报情况，向全世界宣布疫情，并指导公众和卫生保健部门应对迅速变化的局势。4 月 24 日，美国疾病控制和预防中心将 2009 年甲型 H1N1 病毒的完整基因序列上传到国际流感数据库，供全世界科学家研究。

2009 年 4 月 25 日，根据《国际卫生条例》的规定，世界卫生组织总干事宣布 2009 年 H1N1 疫情为国际关注的突发公共卫生事件。4 月 27 日，世界卫生组织将流感大流行疫情警戒级别从 3 级提高到 4 级。4 月 29 日，世界卫生组织将流感大流行的疫情警戒级别从 4 级提高到 5 级，警示全球流感大流行已经迫在眉睫。

最终，H1N1 流感在美国大面积爆发，并蔓延到 214 个国家和地区，整个流感大爆发持续时间一年，从 2009 年 4 月 12 日出现至 2010 年 4 月 10 日结束，导致全球 20 万人死亡。

根据美国疾病控制和预防中心估算，从 2009 年 4 月 12 日至 2010 年 4 月 10 日，美国估计发生大约有 6 080 万例感染病例（上下限：4 330 万~8 930 万例）、27.4 万例住院治疗病例（195 086~402 719 例）和 12 469 例死亡病例（8 868~18 306 例）。

### 6.1.3.2　2009 年甲型 H1N1 流感爆发对纽约市某三级医疗中心医护人员的影响

2009 年甲型 H1N1 流感不仅造成了普通人群的感染和死亡，也影响到了一线救治的医护人员的健康。

针对 2009 年 3 月 31 日至 2010 年 2 月 28 日甲型 H1N1 流感爆发期间，Nahid Bhadelia，Rajiv Sonti 和 Jennifer Wright McCarthy（2013）回顾性分析了纽约市一家三级医疗中心患流感类疾病和确诊流感的医护工作人员的健康档案，对第一波和第二波流感大爆发期间医护人员的临床表现、员工缺勤率、医护人员职业暴露情况以及高风险职业面临的呼吸道分泌物暴露和感染的关联性等进行评估。

这家三级医疗中心位于哥伦比亚大学纽约长老会医院医疗中心校区，有 1 200 张床位，包括了一家照顾成人的三级医院、一家社区医院和一家儿童医院，总共雇用了将近 13 000 名医护人员。每家医院都有急诊部，在研究期间，共有 64 805 例急诊人次和 1 069 995 例门诊人次。

研究对象限定为甲型 H1N1 流感爆发期间员工健康与安全部（WHS）报告的有类流感症状和接受甲型流感检测的医护人员。类流感病例的定义使用了改良的美国疾病控制和预防中心标准，包括了发热，或有记录的华氏 100 度及以上的发热并伴随咽痛或咳嗽。如果一名医护人员经历了超过一次的类流感疾病的评估，只有初始的评估在研究范围内。到急诊科就诊或其他医疗机构就诊，但没有在员工健康与安全部进行登记备案的医护人员，不在研究范围内。

（1）2009 年甲型 H1N1 流感对医护人员具有较高的染病率

在研究期间，员工健康与安全部记录的 393 名患有类流感疾病的医护人员中，有 352 名（90%）接受了甲流检测，有 141 名（36%）被上述描述的 1 种或多种化验方法检出呈甲流阳性。这反映出所研究的医护人员的染病率接近 1.1%（141/13 066）。

在 211 名检测呈阴性的医护人员中，有 24 名（11.4%）在患类流感疾病发病 5 天或以上进行了检测。在 42 例未接受流感检测的病例中，有 21 例在有症状 72 小时以后进行了上报，并且有临床上的好转；有 12 例接受了奥司他韦治疗；有 8 例被员工健康与安全部的医生确诊未患类流感疾病；1 例在其他医院确诊为甲型流感。此外，有 9 名医护人员出现第二期类流感疾病表现（所有均为甲流阴性）。纽约市和我们所研究的医护人员中的类流感疾病和确诊甲流病例的患病率在两波大爆发中（图 6.1）表现出相似的趋势（$p = 0.93$）。2009—2010 年纽约市甲流确诊病例与医疗机构的医护人员甲流确诊病例流行病学对比见图 6.1。

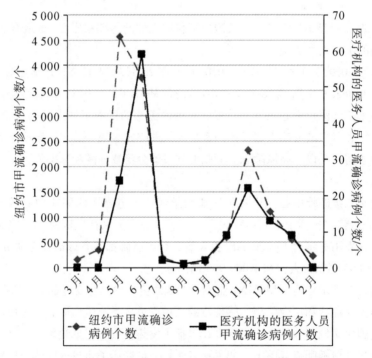

**图 6.1　2009—2010 年纽约市甲流确诊病例与医疗机构的医护人员甲流确诊病例流行病学对比**

（2）医护人员感染 2009 年甲型 H1N1 流感的主要途径

医护人员感染 2009 年甲型 H1N1 流感主要存在三种途径：一是从医护人员到医护人员的途径；二是从患者到医护人员的途径；三是从人群到医护人员的途径。

表 6.1 显示，在 141 例甲流确诊病例中，暴露源已知或可疑的占 19%（$n=27$），其中有 59%（16/27）的确诊病例被认为发生在医疗机构，有 41%

（11/27）的确诊病例被认为发生在社区。基于甲流 A 检测的医护人员的临床表现情况（单因素分析）见表6.1。

表 6.1　基于甲流 A 检测的医护人员的临床表现情况（单因素分析）

| 临床表现 | 甲流 A 阳性<br>（$n=141$） | 甲流 A 阴性<br>（$n=211$） | OR（95%CI） |
|---|---|---|---|
| 报告的无防护暴露 | 27（19.1） | 52（24.6） | 0.72（0.43~1.22） |
| 暴露 | — | — | — |
| 家庭内暴露 | 11（40.7） | 19（36.5） | 1.20（0.46~3.09） |
| 工作中暴露 | 16（59.3） | 30（57.7） | 1.10（0.41~2.74） |
| 暴露于患者 | 13（81.2） | 26（86.6） | 0.92（0.19~4.59） |
| 暴露于同事 | 3（18.7） | 5（16.6） | 1.20（0.24~5.60） |
| 评估前症状持续时间平均天数 | 2.6 | 2.7 | 0.66 |
| 临床症状体征 | — | — | — |
| 发热 100°F 及以上 | 38（26.9） | 10（4.7） | 7.41（3.55~15.48） |
| 咳嗽 | 122（86.5） | 162（76.7） | 1.94（1.09~3.46） |
| 咽痛 | 68（42.2） | 115（54.5） | 0.78（0.51~1.19） |
| 流涕 | 88（62.4） | 133（63.0） | 0.97（0.63~1.51） |
| 疲劳 | 103（73.0） | 143（67.7） | 1.29（0.81~2.10） |
| 心动过速 | 32（22.6） | 18（8.5） | 3.15（1.68~5.87） |
| 给予奥司他韦 | 105（74.4） | 65（30.8） | 6.50（4.10~10.6） |

备注：CI，置信区间；OR，比值比。

我们将医护人员按照患者呼吸道分泌物暴露的可能性进行分层：一是最高风险作业环境中的人员，如临床医生、护士、呼吸科技师和临床医师助理；二是高风险作业环境中的人员，如社工和医技人员；三是中风险作业环境中的人员，如医疗单位助理和环境清洁工人；四是低风险作业环境中的人员，如行政和科研人员。

（3）相比 2009 年甲型 H1N1 流感第二波爆发，第一波爆发期间医护人员确诊感染的更多

研究中，有超过半数（61%）的医护人员感染甲流的病例发生在第一波大爆发期间。2009 年甲型 H1N1 流感第一波爆发和第二波爆发期间的医护人员对比分析（多变量分析）见表6.2。

表 6.2 2009 年甲型 H1N1 流感第一波爆发和第二波爆发期间的
医护人员对比分析（多变量分析）

| | 第一波（n=86） | 第二波（n=55） | OR（95%CI） |
|---|---|---|---|
| 无防护暴露危险度 | — | — | — |
| 最高 | 41（47.6） | 17（31.0） | — |
| 高 | 10（11.6） | 8（14.5） | 0.52（0.17~1.54） |
| 中 | 33（38.4） | 22（40.0） | 0.62（0.28~1.36） |
| 低 | 2（2.3） | 8（14.5） | 0.10（0.02~0.54） |
| 临床症状体征 | — | — | — |
| 发热 100°F 及以上 | 29（33.7） | 9（16.3） | 2.60（1.12~6.04） |
| 咳嗽 | 74（86.0） | 48（87.3） | 0.89（0.33~2.44） |
| 咽痛 | 36（41.8） | 32（64.0） | 0.52（0.26~1.03） |
| 流涕 | 52（60.4） | 36（65.4） | 0.81（0.39~1.63） |
| 疲劳 | 63（73.2） | 40（72.7） | 1.03（0.48~2.20） |
| 心动过速 | 25（29.0） | 7（12.7） | 2.81（1.12~7.05） |

备注：CI，置信区间；OR，比值比。

比较分析 2009 年甲型 H1N1 流感第一波爆发（2009 年 3 月至 8 月）与第二波爆发（2009 年 9 月至 2010 年 2 月）的数据，可以发现：以 2009 年 6 月和 11 月的数据为基础，在医护人员自身患病时长上，第一波爆发高峰期间（2009 年 6 月）有 26% 的增长，第二波爆发高峰期间（2009 年 11 月）有 13.6% 的增长。

总而言之，医护人员在 2009 年甲型 H1N1 流感第一波爆发期间比第二波爆发期间，确诊感染的病例更多，患病时间更长。导致产生这一结果的原因可能是在第一波爆发期间，医疗作业环境中的暴露风险，导致医护人员面临接触呼吸道分泌物的更高风险；而第二波染病率低可能是因为接种疫苗增加了免疫率，以及医护人员对感染防控政策的更好执行。

### 6.1.3.3 美国医护人员风险作业环境下的感染防控策略

为了降低甲型 H1N1 流感对于医护人员的感染风险，美国医疗机构主要采取了以下防控策略：

（1）加快对感染者的识别和隔离

流感爆发期间的感染控制策略的焦点在于对感染者的快速识别和隔离，以及对阻断员工、住院患者和门诊患者接触的措施的落实。

针对患者的策略：在所有入口处、患者医疗区域和等候区，为有类流感疾病症状的患者提供流感的图形标识、口罩和手卫生用品；对于已经向急诊部和门诊部上报的类流感疾病患者，会立即指导其戴好外科口罩，并与其他患者保持3~5英尺（1英尺=0.3米，下同）的隔离，并尽可能地将其安置在飞沫隔离的单独的房间内。类流感疾病的患者会在主治医生的指导下使用奥司他韦进行治疗。

针对医护员工的策略：依据纽约州的疾病控制预防中心及纽约市的健康和精神卫生中心获得指南，感染预防控制科（IPC）明确患类流感疾病的医护人员的救治方法，制定个人防护用品的使用规定；在为疑似或确诊流感的患者提供常规护理时，医护人员需要佩戴具有面部防护功能的口罩或外科口罩及护目镜；如果可预见会接触到呼吸道分泌物，就会启用标准的防护措施。因为受到PFR-95口罩的供应限制，具有最高暴露风险的人员有优先使用的权利，也就是说，有气溶胶产生的操作过程中的医护人员优先使用。感染预防控制科启动了一个由医院流行病学家或传染病医生携带的全天候流感传呼机，以回答临床医生关于患有流感的患者的问题，提供使用奥司他韦的建议，并向患有流感的卫生保健工作者或患有流感的家庭成员提供支持。员工健康与安全部也有类似的传呼机。

针对探视人员的政策：探视人员一般不会被限制，尽管患有类流感疾病的探视人员被建议不要探视。探视疑似或确诊为流感患者的人员，在与患者接触前后要执行严格的手部卫生流程。

（2）强化对患类流感疾病的或暴露在流感环境中的医护人员的管理

感染预防控制科和员工健康与安全部制定了对患有类流感疾病的医护人员的管理规定。具体包括：在适当的时候，对所有在工作时发生症状和在家时出现症状的医护人员进行检测；对于确诊流感的员工提供奥司他韦进行治疗。此外，这些规定为员工健康与安全部对患病医护人员重返岗位制定了严格的审查标准，包括停止服用退烧药后至少24小时以上无发热症状。员工健康与安全部延长了医护人员在业务上的工作时间和周六的工作时间，这些规定也提供了在员工健康与安全部下班后的联系信息（如急诊部）。

当医护人员对流感确诊病例进行操作时，因为身处气溶胶下的无保护性暴露风险环境，员工健康与安全部会为医护人员免费提供奥司他韦进行预防。其他的医护人员被建议密切监测类流感疾病症状。

## 6.2 应急风险管理

### 6.2.1 应急风险管理的定义

因为现代公共卫生系统及其支持系统变得越来越庞大、越来越复杂，反而使其更加脆弱，往往会因一系列突发公共卫生事件爆发而受到破坏，包括：①突发卫生事件，如流感大流行、化学品泄漏和核污染；②发生于紧急事件和灾难后的危害，如水灾后的霍乱爆发；③整个生态系统失衡，如地震或紧急能源短缺。因此，有关这些危害的风险管理是保护和促进公共卫生的关键。

在不同程度上，我们需要在现有卫生系统内部，通过侧重具体危害的项目进行风险管理。但是，在针对特定风险的防范和响应系统中，一些功能性组成部分对所有危害都适用，因此我们可以将这些共通的部分合并为一个综合体系，即突发公共卫生应急风险管理。

### 6.2.2 应急风险管理的目标

应急风险管理的目标包括以下三个方面：

一是加强国家和社区应急能力，以管理各种灾害引发的健康风险。

二是确保综合性应急风险管理项目中的关键部分在卫生部门落实。

三是将上述各组成部分在各系统中联结和整合，包括卫生系统、多部门灾害管理系统和全社会的其他部门。其中，全社会的其他部门又包括非卫生部门中的相关风险管理。使卫生部门有能力倡导应急灾害风险管理的国际和国内政策制定；加强突发事件和灾害风险管理相关框架中有关卫生的内容，特别是降低各类危害的风险和健康影响。

突发公共卫生应急风险管理描述了通过防灾减灾、准备、应对和从突发事件中恢复来管理风险的措施范围。对于任何卫生突发状况，风险管理措施的制定应当基于国家和当地风险的评估。

### 6.2.3 应急风险管理的原则

一是综合风险管理，即注重评估和管理突发事件的风险而非事件本身。

二是全灾害方式，即使用、发展并加强所有来源的突发事件风险管理的共有要素和系统。

三是多部门协作方式，即加强政府、产业界和民间组织等共同处置突发公共卫生应急风险管理的协作机制。

四是多学科方式，即强调以多学科协作的方式来进行风险评估、防灾减灾、预防、准备、应对和恢复，以此来管理突发事件的健康风险。

五是社区抗灾能力，即利用社区能力进行风险评估，包括报告，提供基本服务，就疾病预防和长期社区保健康复进行风险沟通等。

六是可持续发展，即需要在卫生和其他相关领域建立健全长效机制，来持续防范和化解突发公共卫生事件的风险。

七是伦理基础，即在突发公共卫生应急风险管理活动中要始终遵循伦理原则。

如同任何紧急公共卫生状况一样，我们对突发公共卫生事件的管理，要求在平衡个人和集体潜在的利益冲突后做出某种决策。例如，不论是 2009 年甲型 H1N1 流感大流行期间，还是 2019 年年底以来爆发的新冠肺炎疫情，各个国家面临着确定关键服务优先次序的压力，这些次序会在个人水平上产生影响。除此以外，还出现了有关扩大社交距离措施、强制隔离和隔离检疫的问题，以及有关强制卫生人员接种疫苗的讨论。

突发公共卫生事件的应急风险管理贯穿整个社会，并且会影响整个社会。任何单独的部门或组织，都不可能在孤立状态下有效应对突发公共卫生事件。相互依存的公共和私立组织之间如果缺乏合作，将会降低卫生部门的应对能力。我们需要采取综合的、相互协作的、全政府型和全社会型的方法来应对突发公共卫生事件。

如果缺乏有效的计划，突发公共卫生事件在国家层面的影响可能会导致社会和经济的崩溃，威胁基本服务的连续性，降低生产力，造成分配困难和人力资源短缺。因此，所有组织都应当为突发公共卫生事件可能导致的潜在破坏做好准备。所有基本服务提供者都应做好业务持续计划。

### 6.2.4 应急风险管理的基本内容

突发公共卫生事件基本内容，包括以下 6 个类别：政策和资源管理、规划和协调、信息与知识管理、卫生基础设施和后勤、卫生和相关服务以及社区卫生应急风险管理能力。

突发公共卫生事件的基本构成见表 6.3。

表 6.3　突发公共卫生事件的基本构成

| 类别 | 基本构成 |
|---|---|
| 政策和资源管理 | · 政策和法规<br>· 能力发展战略<br>· 监控、评估和报告<br>· 资金<br>· 人力资源 |
| 规划和协调 | · 协调机制<br>· 卫生部门设立突发公共卫生事件应急管理机构<br>· 预防与减灾的规划和协调<br>· 准备与应对的规划和协调<br>· 恢复的规划和协调<br>· 业务持续性管理<br>· 演练管理 |
| 信息与知识管理 | · 风险评估<br>· 预警与监测<br>· 突发公共卫生事件应急管理研究<br>· 知识管理<br>· 信息管理<br>· 公共沟通 |
| 卫生基础设施和后勤 | · 后勤与供应<br>· 更安全、更充分、恢复力强的卫生设施 |
| 卫生和相关服务 | · 卫生保健服务<br>· 公共卫生措施<br>· 针对具体危险的专门服务 |
| 社区卫生应急风险管理能力 | · 当地卫生工作者能力和以社区为中心的规划及行动 |

### 6.2.4.1　政策和资源管理

适当的政策、规划、策略和法律构成突发公共卫生事件实现有效应急管理的基础。政策和立法应当使用全灾害应变方法，即认识到针对特定的突发事件的风险管理措施都有共同元素，并且应当通过防灾减灾、准备、应对和恢复等来涵盖突发公共卫生事件应急管理的整个过程。

立法应当基于国家风险评估结果，清晰阐明启动和终止一项国家公共卫生应急状态的程序。它也应当为政府的国家应急管理部门明确应急管理结构，阐明不同组织具体的角色、权利和义务，并在卫生突发事件中，基于伦理学框架来制定政策并实施。国家立法应当与具有法律约束力的国际协定和公约保持一致。

针对卫生部门的政策应当与立法保持一致，并且应当包括明确定义的角色和责任，以及突发公共卫生事件应急管理实施的程序和标准。为突发公共卫生事件应急管理活动提供资金的政策和机制都应当纳入考虑。

基本构成的分类也包括人力与物力资源管理。我们应当建立人力资源规划，使其包含卫生应急管理的人员配置，并规定他们需要具备的专业能力。这些规划还应当明确应对者的角色、责任和权限，以书面条款规定每一特定职责的职权范围。

能力发展是确保卫生工作者有足够能力实施突发公共卫生事件应急管理的中心内容。这些工作应当具有系统性，并在开始时进行全面的能力评估，按照不同的目标人群开展培训。基于这些分析，我们应当在教育机构内开发和推行合适、有效和高效率的培训项目，同时开展职业继续教育。

### 6.2.4.2 规划和协调

在各级政府召开的任何紧急或灾难风险管理协调会上，卫生部门都应获得相应的代表席位，以保证医疗卫生需求得以传达，并获得向其他部门提供技术性建议的机会。这些会议的重要作用之一就是在政府各部门以及地方各级之间，通过国家灾害管理部门建立并加强合适的指挥与控制体系。会议的另一个重要作用是确保政府获得最新证据用于指导决策。

除此以外，卫生部门或相关组织内的业务部门应当协同利益相关者，负责协调和监督整个卫生领域的应急风险管理。省级和地方级政府也应设立类似部门。

对任何风险采取防灾减灾行动之前，我们都应做出详细的风险评估，并且应当将其纳入国家和地方级的突发公共卫生事件应急管理项目中。防灾、减灾和准备措施的实施应当与卫生部门的相关技术部门和整个政府、企业及民间社会协调一致。

我们应当将高效的协调机制整合进需要应对的各个方面，从最初的风险评估开始，包括发展短期与长期行动计划、分配资源给优先需要者以及提供紧急社区保健和支持。在共同的管理结构下可认为，事件管理系统可以促进协调工作。应急预案要详细记录突发公共卫生事件应急管理的流程并包括合理分发、定期演练和更新的标准操作流程。

"恢复"也应成为应对计划的一个组成部分，且应当和其他风险管理行动并行不悖，即在突发事件发生之前就做好准备。我们应当对卫生部门的恢复计划给予充分的关注。

### 6.2.4.3　信息与知识管理

信息与知识管理包括风险管理的技术性指导、沟通、早期预警和监测、风险评估、应急风险管理和信息管理研究。

（1）技术性指导

从业人员应当接受包括突发公共卫生事件应急管理各方面的实用技术性指导，指导应包括事件的临床管理和操作管理。卫生保健策略应当定期更新，以反映新的研究发现以及从以往卫生紧急事件中汲取的经验。

（2）沟通

有效和高效率的沟通对于整个突发公共卫生事件应急管理连续体十分关键，包括卫生部门内部、卫生部门、其他部门和公众之间的信息传播。

在风险沟通中，中央与地方政府在卫生紧急情况之前、期间和之后以易于理解、及时、透明和协调的方式向公众提供信息，其目的在于促进和维持公众对于地方和国家卫生系统的信任，并且传达对突发公共卫生事件应急管理能力的现实期望。风险沟通也能够促进科学界、公共卫生界和兽医学界专家进行有效的信息与观点交流，也有助于促进风险管理相关活动的评估、实施和协调。

沟通策略包括采用及时的方式和步骤收集、生成和发布信息的过程，以确保形式适合于目标受众。人们不仅会从官方渠道获得信息，也会从大众媒体和社交平台接收信息，沟通策略应当考虑的是，当人们获得这些信息后，应该如何反应和行动。公众对于危险和风险的理解是复杂的，易受环境影响，且取决于其文化背景，因此社区参与可能对沟通策略的发展有益。

全危害的规划和活动应当采用风险沟通原则来建立理解和预测公众关注点的能力，开发出有效响应的对话机制，可以通过紧急沟通委员会达成这些目的。紧急沟通委员会已制定并测试过标准操作流程（SOP），确保用以决策和公共交流的信息能流畅地迅速传播。

（3）早期预警和监测

精确及时的信息是发生卫生紧急状况或灾难后最有价值的元素之一。这些信息是各级行政部门进行关键性决策的证据基础，并用于组成公众沟通和教育的信息进行传播。相关部门应当开发一个有效的系统，包含应急管理所需信息的最小数据集，并对其进行测试，为响应做准备。

早期预警监测所需要的系统应当是稳健的，并且能够捕捉到严重性评估所需的数据，促成运筹学研究方案的实施，包含对干预的效力研究和国家影响评估，评估以工作场所及学校缺勤率、受影响地区、受影响最严重的群体和工人可用性等标准为基础。

在这里，我们必须重视世界卫生组织在信息和知识管理中的作用：世界卫生组织向成员国提供指导或技术性支持以支持准备规划，内容包括确定优先需求、预防和减轻危害以及应对策略；促进有关活动的国家指南制定，如有针对性的疫苗接种、实验室生物安全和安全样本交接或运输等；通过世界卫生组织的公共卫生研究议程，促进有关疫情的中、长期公共卫生研究的资源设置优先权的发挥；提供相关方面的支持和指导，包括卫生系统能力建设、医疗机构感染预防与控制、应对能力和国家疫苗部署；通过 GISRS（全流流感监测和响应系统）提供的信息，评估和监测循环流感病毒种类与致病力；提供技术性指导和建议，支持成员国开发能有效应对的流感大流行沟通机制，包括风险沟通和行为干预信息；为侦测、调查和快速风险评估及报告提供指导、技术性支持和工具；在相关方面向国家机关提供技术性支持和信息，包括加强监测和对临床、病毒学和流行病学数据的收集，以促进对传染病在人际间的传播和流行状态的评估；对传染病样病例（ILI）的聚集性病例进行风险评估；实施降低传染病传播的干预措施；为首发病例调查和常规哨点监测规定标准；为国家报告的大流行性传染病全球病例定义；通过世界卫生组织网站、出版材料、新闻发布会和社交媒体等渠道，协调和传播相关公共卫生信息；定期、及时地向成员国反馈它们向世界卫生组织报告的数据的分析结果；同合适的伙伴（包括医疗卫生系统以外的部门）进行协商，就接受度、有效性和可行性对推荐的干预措施定期进行评估和修订；为相关内容提供适当的原则和更新的指南，包括感染预防和控制、实验室生物安全、医疗机构和家庭护理的临床管理、抗病毒药物的使用以及季节性和大流行性疾病疫苗的使用。

### 6.2.4.4　卫生基础设施和后勤

有效的卫生应急管理需要获得足够的基础设施和后勤保障，并对其进行管理。这些措施中最重要的包括交通运输、通信、贮备分发药品和补给，以及建立临时医疗卫生设施。为了保证这些后勤服务在卫生紧急状况下的可及性，卫生行政部门应当考虑协同政府负责对交通、通信和公共工程的部门、部队以及外部机构如非政府组织、联合国机构和私人公司提前做出安排。补给与药物的类型和数量将由风险的性质决定。在流感大流行期间，除能维持基本的非流感卫生服务外，最关键的补给应该是那些用于预防和治疗疾病及其并发症所需的物资。

卫生行政部门或中央协调机构还可考虑确立、支持、培训和部署业务与后勤响应小组。

### 6.2.4.5 卫生和相关服务

无论面临何种性质的卫生紧急状况挑战，相关部门都需要向受影响的人群提供卫生服务和相关服务，从而挽救生命、进行公共卫生管理、防止二次伤害并维持基本的非风险相关应急服务。尽管这些卫生服务大多和非紧急状况下的并无不同，但在紧急状况下，服务的组织和实现可能会发生显著变化，这就需要相关部门提前进行周到的计划。

流感大流行期间，非流感急症护理的分诊、急救和支持治疗相关的医疗卫生服务，属于需周密计划以确保执行的特定服务之一，相关事例包括：对卫生和实验室相关设施采取应急计划，从而应对潜在的人员短缺情况；根据需要调整分诊计划；在必要时启动殡葬管理程序。

除了提供服务和公共卫生措施外，这一必要的过程还包括：为私营医疗保健系统的分诊和过负荷能力确定优先次序和应对策略；应为不同情况提前制定过负荷能力计划，根据事先确定的程序临时调动工作人员；应在国家计划的基础上，考虑制定针对长期事件（如流感大流行）的人力资源保障机制，包括为集中的传染病患者配备替代医疗人员和设施的计划；使医疗卫生人员有机会休息，以便其恢复体力。

### 6.2.4.6 社区卫生应急风险管理能力

社区卫生应急风险管理能力是突发公共卫生事件应急管理至关重要的组成部分。以社区为基础的卫生工作人员是突发公共卫生事件应急管理活动重要的前线，他们拥有语言技能和文化技能，从而能够促进当地突发公共卫生事件应急管理活动（包括社会动员）的有效开展。这些工作人员可以包括训练有素、可信任的社区卫生工作人员，受过训练的志愿者，有关健康促进、健康教育和社会动员的社区组织，以及对健康促进有贡献的各个关键部门的工作人员（包括水、环境卫生、卫生保健、农业、食品安全、住房和教育等部门）。以国家规划为基础推行当地的行动计划以防范各类风险，也是相关部门为加强社区能力需要考虑的重要内容。

## 6.3 新冠肺炎疫情中医务人员的作业风险管理

突发公共卫生事件往往具有很高的应急性和危害性，尤其是当其以新型传染病爆发、流行的形式出现时，在极短的时间周期内，迅速引发局部地区甚至全球性地广泛传播。值得关注的是，伴随世界交流活动的逐渐增多，这一进程将进一步加速。2020年10月12日，世界卫生组织卫生紧急项目技术主管玛丽亚·范·科霍夫在新冠肺炎例行发布会上表示，一些研究表明，大多数地区人口的新冠肺炎感染率低于10%，但密集传播区域的感染率却超过了20%或25%，甚至更高。另外根据一些统计模型估算，以新冠肺炎死亡病例数量和已感染新冠肺炎的人数计算，感染新冠肺炎后的死亡率在0.6%左右，并且随着年龄增长而急剧上升。

由于所处的作业环境存在巨大感染风险，因此，医务人员成为新冠肺炎感染的高危人群。新冠肺炎传播初期，由于缺乏对病毒的认识和了解，坚守在抗疫一线的医务人员出现了较多的感染，湖北省尤其是武汉市的医务人员感染比例最高。截至2020年2月11日，全国共报告医务人员确诊病例达1 716例，占全国确诊病例的3.8%，其中死亡6例，占全国死亡病例的0.4%，而湖北省报告的1 502例医务人员确诊病例，占全国医务人员确诊病例的87.5%，武汉市报告的1 102例医务人员确诊病例，占湖北省医务人员确诊病例的73.4%。

因此，为阻断病原体在医疗机构内传播，保障就医人群、医务人员和医疗机构服务人员的生命健康，我们必须对新冠肺炎感染的病例所集中的重点地区，以及该地区内设置的发热门诊、定点救治医院等医疗机构中的医务人员的风险管理作业进行加强。

通过不断地摸索、改进和总结，我国专家和广大一线医务工作者逐渐凝练出了一套行之有效的风险管理办法：

一是要开展全员风险作业健康教育和风险管理的专项培训。

风险作业健康教育是风险管理的基础。面对未知的病毒，相关知识的普及教育和医务人员风险管理的专项培训，既能帮助医务人员强化安全防范意识，又有助于提升其安全、科学操作的水平。此次疫情中，病毒信息的及时传播和防范措施的高效推广是各地医疗机构迅速控制院内感染的关键。我们要依据岗位职责确定培训内容，针对不同的人员，尤其是对高风险科室如发热门诊、急诊、产科、ICU和呼吸病房的医务人员做重点培训，通过理论学习、专题教育和经验分享，使其深入理解新冠肺炎的防控知识和方法，并熟练掌握相关技能，做到早发现、早报告、早隔离、早诊断、早治疗和早控制。

二是要加强预检分诊管理。

（1）强化预检分诊职能定位，加强预检分诊能力建设。医疗机构门/急诊应当对就诊人员进行传染病初筛和就医分流引导，这对于及时发现传染病风险、规范诊疗秩序、有效利用医疗资源、提高工作效率极为重要，而预检分诊是其中最为有效的手段。《医疗机构传染病预检分诊管理办法》中规定，医疗机构应当在门/急诊规范设置预检分诊场所，实行预检分诊制度，指派具有专业能力和经验的医护人员承担预检分诊任务。然而，由于医疗机构普遍存在人力资源紧缺问题，以及预检分诊本身对医师的能力需求较高，而大部分医疗机构预检分诊能力薄弱，因此多数医院以导医分诊台代替行使其职能。在新冠肺炎疫情发生后，各医疗机构明显意识到预检分诊的重要性，并根据实际情况强化预检分诊能力。

（2）完善预检分诊流程。预检分诊的主要职能之一是对患者的分流，通过对患者就诊需求、症状表现和流行病学史的掌握，将一般就诊患者和潜在感染者区分开来，以降低传播风险；对预检分诊检出的发热患者，进一步通过简单问诊和体格检查，详细追溯流行病学史，判断其罹患传染病的可能性；对可能罹患传染病的患者，应当立即转移到发热门诊就诊；对虽无发热症状，但呼吸道等症状明显、罹患传染病可能性大的患者，需要进一步做好排查，结合流行病学旅居史，进行分类分区诊疗和医学观察。如武汉大学人民医院在实施"双分诊、双缓冲"和某医学中心"四分法"等管理模式中，都加强了对预检分诊流程的规范性，并取得了较好的防控效果。

（3）做好患者由分诊点到诊区的转移工作。预检分诊与门诊室、采样室、检查室和病房，在诊疗流程上应当有效衔接，在病患人员流动上应加以掌握。预检分诊筛查出的高风险患者，应当由防护齐全的专人陪同，并按照指定路线前往发热门诊以及其他诊疗区域。同时，路线的划定，应当符合室外距离最短、接触人员最少、医患不交叉的原则。

三是要加强发热门诊管理。

（1）优化设置，分区管理。作为医疗机构的承接传染性疾病感染风险的缓冲点，发热门诊在设计之初必须充分考虑和论证能否达到院内感控标准，并根据传染病疫情发展变化和整体防控形势要求，优化设置和加强管理。发热门诊在设置上应与预检分诊、感染控科或疾病预防控制科等科室建设统筹考虑、同步部署，在管理上严格执行发热门诊的管理规范及要求。新冠肺炎疫情大流行期间，根据疫情形势和实际情况，部分医疗机构将发热门诊划分为特殊诊区（室）和普通诊区（室）；选择相对独立的区域作为特殊诊区（室），用于专门接诊经筛查后认为新冠肺炎可能性较大的患者；其他区域作为普通诊区（室），用于接诊病因明确的发热患者；通过对发热门诊进一步的优化，从而增强对潜在传播者的管理，降低医护感染风险。

（2）加强隔离留观病区（房）管理。发热门诊应当按照相关法律法规要求，规范设置隔离留观病区（房）。医学留观病区（房）应当满足有效阻断疾病传播要求，其数量应当依据发热门诊诊疗量确定，并根据疫情防控需求变化进行调整。发热门诊接诊医师应当根据就诊者的症状体征和临床表现进行系统全面的医学诊查，并结合流行病学调查结果做出诊断；对于首诊新冠肺炎的疑似病例，应当安排至隔离留观病区（房）治疗，并按照要求进行进一步鉴别诊断；如隔离留观病区（房）不足，可以引导轻症患者按照《新型冠状病毒感染的肺炎疑似病例轻症患者首诊隔离点观察工作方案》转移至地方政府指定的首诊隔离点治疗；对于确诊新冠肺炎的疑似病例，应当按照要求尽快转诊至定点医院进行规范治疗，并对隔离留观病区（房）做好终末消毒工作。

四是要加强普通病区管理。

（1）提高普通病区敏感性，及时筛查发热患者。在疫情爆发时期，医疗机构日常的诊疗护理过程中，医疗机构需要加强对住院患者的病情观察，实时监测患者的体温、脉搏、呼吸、血压等生命体征变化，及时发现病情异常变化的住院患者。对无明确诱因的发热、提示可能罹患传染病的患者，以及无发热症状但呼吸道症状明显、罹患传染病可能性大的患者，都要立即进行实验室检测和影像学检查。结合检查结果，进一步调查流行病学暴露史，怀疑是新冠肺炎疑似病例的，要立即转入隔离留观病区（房）。

（2）增设临时检疫病房，加强医护患工管理。根据新冠肺炎防控相关要求，医疗机构应当结合实际情况，在普通病区临时增设检疫病室。检疫病室主要用于安置本病区住院患者中，短时间内无法完全排除新冠肺炎可能的住院病例，应当满足单人单室、单独通风的要求。在隔离检疫期间，医疗机构要组织专家会诊。仍考虑疑似病例的，医疗机构应当在2小时内进行网络直报，同时，尽快将患者转运至定点医院。检疫病房定人定岗，由固定的主管医师、护士和陪护人员负责，每日定期进行随时消毒，诊疗物品专室专用。

五是要降低医疗机构内的感染风险。

（1）全面加强医疗机构感控管理。疫情期间，由于就诊人数激增，医疗需求增加，以及医疗挤兑现象等将进一步增加医疗机构的感控风险。为应对感控压力，医疗机构应当对本机构内感染防控重点部门、重点环节、重点人群逐一进行梳理，检查防控基础设施，检验防控应急处置流程，以弥补防控策略和措施的不足，并及时加以改进；同时，根据疫情发展变化及时调整，利用多种方式组织全员培训，根据防控措施落实情况开展机构内感控专项监督。

（2）严格落实医疗机构分区管理要求。医疗机构根据机构内感控风险划分为清洁区、潜在污染区和污染区，其中不同区域对应差异化的管理制度、工作流程和行为规范。严格落实分区管理能够有效控制医疗机构内病毒、细菌等的传播。医疗机构应加强对医护人员的诊疗行为和防护措施的监督检查，保证其符合相应区域的管理要求。

（3）采取科学规范的个人防护措施。医疗机构管理部门应当根据不同工作岗位性质，制定不同防护等级标准，科学合理分配防护用品，并保证耗材的持续供给，以满足诊疗暴露防护需要。此外，为应对疫情期间医疗资源的紧缺问题，医疗机构应当加强医用防护用品、消毒试剂耗材的集中统一管理，严格执行医用耗材管理规定，掌握库存消耗，做好出入库登记；同时，还要加强对医疗物资采购的审核，防止不合格产品的流入。一方面要全力保障医务人员防护需求，另一方面又要杜绝过度防护造成的资源浪费。医务管理部门要通过严格制度规范、监督检查和奖惩措施确保个人防护的落实，确保医务人员按标准穿戴和摘脱防护用品，强化标准预防措施的落实，做好诊区、病区（房）的通风管理，严格落实《医务人员手卫生规范》要求，确保医务人员在工作中佩戴医用外科口罩或医用防护口罩，必要时戴乳胶手套。

（4）关爱医务人员。医疗机构应当根据疫情防控需要和诊疗实际，合理调整专业技术力量，根据岗位需求和工作强度，合理调配医务人员和值班安排，避免医务人员过度劳累。关注医务人员健康，保障膳食能量供给，合理补充营养维生素，增强医务人员免疫力。同时，针对岗位风险，医疗机构应主动开展健康监测，如疫情期间，各地要求急诊、发热门诊医务人员定期进行新冠肺炎核酸检测。由于特殊时期诊疗需求的激增，医务人员难免要进行高强度的连续工作，因此医疗机构还要完善后勤保障，满足医务人员生活需求，加强对医务人员的人文关怀，解决其生活和家庭困难；同时还要对医务人员进行专项心理疏导，减轻其工作压力和心理负担。

（5）降低医务人员暴露风险。医务人员的暴露风险主要来源于交叉污染，由于在污染区、潜在污染区和清洁区不同区域工作，病原体暴露的风险不同，因此医疗机构应当相对固定医务人员的工作区域，并根据不同区域将医务人员进行分类集中管理，有效控制不同暴露风险人员在工作区和生活区的密切接触，不同岗位医务人员进行轮换时需要经历必要的医学观察和合理的隔离检疫期。

（6）根据新冠肺炎传播特点，医疗机构应采取飞沫隔离、接触隔离和空气隔离防护措施。①接触患者的血液、体液、分泌物、排泄物、呕吐物及污染物品时，医务人员应戴清洁手套，脱手套后要洗手；②可能受到患者血液、体液、分泌物等喷溅时，医务人员应戴医用防护口罩、护目镜、穿防渗隔离衣；③为疑似患者或确诊患者实施可能产生气溶胶的操作（如气管插管、无创通气、气管切开、心肺复苏、插管前手动通气和支气管镜检查等）时，医务人员应采取空气隔离措施，佩戴医用防护口罩，并进行密闭性能检测，注意眼部防护（如护目镜或面罩），穿防止体液渗入的长袖隔离衣并佩戴手套，操作应当在通风良好的房间内进行，房间中人数限制在患者所需护理和支持的最低数量。

# 7  医生风险作业津贴标准研究

近年来，随着气候和环境的剧烈变化，过去的传染病不断变异，新的传染病不断涌现。不管是 2003 年的 SARS 肆虐、2009 年的 H1N1 流感横行，还是 2019 年年底以来的新冠肺炎疫情蔓延，突发公共卫生事件层出不穷，需要越来越多的医生战斗在抗疫一线。

根据国务院新闻办公室公布的白皮书《抗击新冠肺炎疫情的中国行动》，截至 2020 年 5 月 31 日 24 时，全国累计确诊病例 83 017 例，累计治愈 78 307 例，累计死亡 4 634 例；全国医务工作人员确诊感染病例 2 000 多例，死亡共计几十人。在突发公共卫生事件中，医生作为一线工作者承担了比群众更高的感染及死亡风险。

鉴于抗疫一线医生的高风险作业，相关部门需要且应当对其发放风险作业津贴，来补偿医生在高危环境下的救死扶伤工作，并且更好地激励抗疫一线医生的积极性。但如何进行突发公共卫生事件中医生的风险作业津贴补偿，并没有一套现成的科学标准，往往是各地政府采取随机性政策，缺乏科学测算的依据，补偿的标准也是千差万别，难以体现医生高风险作业的价值和危险性。

本章旨在从生命价值理论的视角，深入探讨突发公共卫生事件中医生风险作业津贴的补偿问题。这既能体现现代国家治理"以人为本"的宗旨，也能凸显党和政府对广大医务工作者生命安全的重视。因此，我们必须科学测算风险作业津贴的合理补偿标准。

## 7.1  生命价值理论的概念

生命价值（value of statistical life，VSL）理论，源于劳动力价值理论，现代逐渐发展出人力资本理论和风险交易理论。它包含两种估值模型：一是以人力资本法为代表的非行为估值模型。在初始模型中，VSL 由评估主体创造的效用价值量近似表征，一般而言，效用价值越大，VSL 评估值越高。该计量模型较为注重评估主体为社会、家庭及个人所带来的效用价值。二是以支付意愿法为代表的行为估值模型，该类模型通过考察评估主体在风险和收益之间的权衡来测度 VSL，其评估思想倾向于关注评估主体自身的行为选择，通过实际发生的支付或受偿意愿来规避生命效用论可能存在的道德伦理问题。

我们研究"VSL"，探讨生命的价值，并不是简单地对医生的生命进行议价，而是研究如何降低医生的死亡率，以及社会的支付意愿应当是多少。研究充分尊重人的生命价值，仅借鉴 VSL 理论中的方法论思想，为奋战在突发公共卫生事件中的一线医生风险作业津贴补偿提供理论参考，此处不做任何生命伦理领域的探讨。

## 7.2 VSL 理论人力资本法的发展

### 7.2.1 人力资本法的发展

人力资本法下 VSL 的估值取决于因健康或生命损失所产生的机会成本，即个体或群体在健康状态或生前的潜在经济生产能力。这种非行为估值的思想最早起源于英国古典经济学家配第（Petty，1699）的《政治算术》。他认为，英国海员所获得的收益约为农民的三倍，所以一个海员的价值能够近似地等价于三个农民的价值。配第是首个将个体的经济生产能力与 VSL 进行关联的学者。直到 1853 年，英国统计学家 Farr 在伦敦的《统计学会月刊》中提出一系列基于个体未来净收益折现的 VSL 计量公式，这类关注潜在经济生产能力的人力资本估值模型才逐渐被学术界知悉。

早期的人力资本法主要用于评估个体或群体对国家财富的贡献。测度个体生产力水平时一般依赖人均 GDP 等宏观经济指标，并以此作为评估 VSL 的基础。其中，比较有代表性的有英国统计学家 Farr 构建的计量模型，即

$$V = \frac{I - C}{Q} \tag{7.1}$$

其中，$V$ 表示 VSL，$I$、$C$、$Q$ 分别表示社会总收入、总消费和总人口。考虑到不同年龄阶段的群体在经济生产力和消费习惯上可能存在较大差别，为使模型更加贴合实际，Farr 在原有模型的基础上将不同年龄阶段的人进行分割，即 $V = \{V_1, V_2, \cdots, V_n\}$，其中 1，2，$\cdots$，$n$ 分别代表 $n$ 类不同的年龄分布，故

改良后的宏观 VSL 计量模型衍化为

$$V = V_1 + V_2 + \cdots + V_n = \sum_{n=1}^{n} \frac{I_i - C_i}{Q_i} \tag{7.2}$$

### 7.2.2　人力资本法研究的演化

由上述简易模型可见，社会平均 VSL 会随着社会经济水平的提高而提高。人力资本法下的 VSL 从宏观上看最终取决于国家或地区的经济发展水平，从微观上看则取决于个体的收入水平及消费习惯。之后，人力资本法开始被应用于评估环境污染、工伤事故对健康造成的损害价值或由于采取控制或治理污染措施、采取安全技术措施而对健康产生的有利效益。

相关的学术探讨也主要针对经济价值的具体涵盖范围展开，王亮（2004）将个体经济价值划分为三个层次：一是个体为自己和家人所创造的收入及财富；二是个体为自己和社会所创造的收入和财富；三是个体在生前和身后为自己及社会所创造的收入和财富的总和，层次越往后，效用价值所囊括的范围越广。

不同学者基于不同视角，对个体效用价值内涵的解读存在较大差别。程启智等（2011）提出，从不同的研究视角出发对个体效用价值的界定也应当区别对待，并分别从个体对国家财富的贡献、人寿保险领域应用和企业安全投资收益三个方面对个体经济价值进行了界定。然而长期以来，学术界对此问题并未达成共识。

随着人力资本法应用场景的扩大，非行为估值思想因道德伦理问题引发了学术界的激烈争议。最为明显的表现在于，VSL 的计量过分依赖于社会或个体的经济生产能力，人力资本法下经济发达地区与欠发达地区、高收入与低收入群体之间的 VSL 会出现较为明显的差距，这可能被认为是不道德的。但是人力资本法仍然在许多国家与地区的伤亡偿付等现实问题中发挥了重要的理论作用。

## 7.3　VSL 理论对医生风险作业津贴的估算

在突发公共卫生事件中，抗疫一线医生可能有以下三种情况：一是因近距离接触患而感染高致病性传染病死亡的；二是医治高致病性传染病患者的过程中过度劳累致死的；三是医治高致病性传染病患者后胜利归来的。

前两者涉及医生风险作业的保险，不在本书研究范围之内。本书重点探讨第三类医生风险作业津贴的补偿问题，借鉴 VSL 理论中的人力资本法评估思想，构建在突发公共卫生事件中医生风险作业津贴补偿模型。

对生命价值理论的研究方法，我们应当尽量简单、快捷。在对具体人力资本方法的选择上，我们既要体现对生命的充分保护与有效预防的统一，又要注重医生风险作业实践上的公平性，还要重视风险作业补偿上的效率统一。

本书强调当前的风险作业津贴是未来收入对当前风险作业收入的补偿。假定医生终身收入的当前价值，是对医生未来收入的贴现，那么就需要使用一个贴现率计算其未来收入在今天的价值，进而测算出突发公共事件中每天风险作业的价值补偿。因此，我们做如下假设：

假设 1：从人力资本法视角出发，抗疫一线医生的风险作业津贴补偿不考虑伤亡的保险，只是在测算生命价值中统一假定 60 周岁退休作为其创造价值的终点。

假设 2：考虑到医生风险作业实践上的公平性，我们以 2019 年医生平均年收入 7.1 万元为依据①，并假设其未来每年年预期净收入不变。

假设 3：考虑到风险作业补偿上的效率统一，假定其未来预期年收入不变。

我们可以由此得到医生风险作业日津贴补偿公式，即

$$NPV_{日} = \left\{ \sum_{i=m}^{60} \frac{71\ 000}{(1+0.015)^{i-m}} \right\} / 251 \tag{7.3}$$

其中，为简化计算，我们假定 71 000 元为医生未来 $n$ 年的每年年预期净收入，71 000 元以 2019 年医库调研的医生年人均收入为依据；1.5% 为把未来 $n$ 年的收入折现的贴现率，1.5% 以人民银行公布的 2020 年存款基准年利率为依据；60 为医生正常工作的最高年龄；$m$ 为医务人员现在的年龄；251 为 2020 年正常工作日总天数；NPV 为医生风险作业补偿的净现值。

我们以一名 40 周岁的医生为例，根据医务人员风险作业日津贴补偿公式，则

$$NPV_{日} = \left\{ \sum_{i=40}^{60} \frac{71\ 000}{(1+0.015)^{i-40}} \right\} / 251 = 5\ 139.34 \tag{7.4}$$

在抗疫前线的每一天，他可以得到风险作业日津贴 NPV 为 5 139.34 元。如果他抗疫风险作业的天数 $X$ 是 30 天，则他可以得到的全部风险作业津贴为

---

① 数据来自医库调研：https://www.sohu.com/。

NPV×$X$，即 5 139.34×30＝154 180.2 元。

上述测算方法显示风险作业日津贴 NPV 为 5 139.34 元，相较一刀切式的国家补偿每人日均 300 元和各省（自治区、直辖市）提供的财政补偿而言，目前的风险作业日津贴发放差额比较大。我们以某省（自治区、直辖市）某医疗救援队风险作业日津贴为例，为便于计算对风险作业日津贴取整数值。某年龄医生风险作业日津贴测算值与实际值比较见表 7.1。

表 7.1 某年龄医生风险作业日津贴测算值与实际值比较

| 职称 | 风险<br>（风险等级）权重系数 | 测算<br>/元 | 实际<br>/元 | 差值<br>/元 |
|---|---|---|---|---|
| 正高（系数 1）<br>基本标准 5 139 元 | （红区）1.0 | 5 139 | 2 000 | 3 139 |
| | （黄区）0.8 | 4 111 | 1 600 | 2 511 |
| | （绿区）0.6 | 3 083 | 1 200 | 1 883 |
| 副高（系数 0.8）<br>基本标准 51 390×0.8＝4 111 元 | （红区）1.0 | 4 111 | 2 000 | 2 111 |
| | （黄区）0.8 | 3 289 | 1 600 | 1 689 |
| | （绿区）0.6 | 2 467 | 1 200 | 1 267 |
| 中级（系数 0.6）<br>基本标准 5 139×0.6＝3 083 元 | （红区）1.0 | 3 083 | 2 000 | 1 083 |
| | （黄区）0.8 | 2 466 | 1 600 | 866 |
| | （绿区）0.6 | 1 850 | 1 200 | 650 |

由于某省（自治区、直辖市）某医疗救援队实际发放标准的风险差异仅有三等，且不涉及职称、年龄，其优点在于简便易行、公平性高；但缺点是对技术水平、职称、资历等反映不充分。

表 7.1 中仅以 40 周岁医生测算来看：

一是现行的发放标准未体现技术水平差异。如果 40 周岁的三名医生都身处风险等级最高的红区，他们分别是正高、副高、中级职称的风险作业日津贴测算值为 5 139 元、4 111 元和 3 083 元，与实际发放的差值为 3 139 元、2 111 元和 1 083 元。可见职称等级越高，差异越大，说明今后发放风险作业日津贴应适当考虑医生的职称或技术等级，以体现其不同的技术水平和脑力复杂程度。因为突发疫情往往需要医生探索、研究新的治疗技术和方案，对医生的专业技术要求更高。

二是现行的发放标准过低。不管是高职作业最高风险程度的津贴 5 139 元，还是中职作业最低风险程度的津贴 1 850 元，测算值与现实发放标准都有

3 139元和650元的不等差距。这说明，今后发放风险作业日津贴的标准数额有待提高。

现实中，各地政府对外出支援的医生风险作业日津贴给予了不同程度的补偿，如天津市政府对一线医务人员获得嘉奖、记功和记大功奖励的工作人员，分别给予1 500元、5 000元和12 000元的一次性奖金；重庆市政府对一线传染病疫情防治医务人员临时性补助伙食费100~150元/天和一次性慰问金2 000元，但是各地的标准有待进一步的科学测算和规范。

当然，用净值贴现法来计算医生的风险作业津贴，风险作业津贴与医生当下的经济生产能力紧密相关。除了年基准利率外，年预期收入往往受到年龄、技术职称以及工作性质、作业风险程度等因素影响。

## 7.4　讨论

### 7.4.1　结合国情来研究我国抗疫医生风险作业津贴

不同的国家往往拥有不同的卫生体制和文化，特别是资本主义的西方国家，医生本身就是高收入群体。西方国家认为医生的高收入本身就意味着风险，因此往往对医生并不额外发放风险作业津贴。如果医生在风险作业的过程中发生意外，往往由其购买的意外保险来补偿。由于对突发公共卫生事件的研究主要集中在疾病的治疗和传染病的预测等方面，西方关于额外补偿医生风险作业津贴的研究比较少。

虽然我国的医生收入较国际平均水平有差距，但是我国的医生具有高度的献身精神和使命感，一旦爆发疫情，往往会主动请战去抗疫一线。因此，我们更应当鼓励医生的奉献精神，除了精神奖励外，必须考虑医生风险作业的危险性，应当给予医生必要的风险作业津贴，形成一个长效机制，既保障医生的正当利益，同时也能激发医生持续抗疫的积极性。

### 7.4.2　合理测算全国平均的医生预期年收入

要想科学测算医生的风险作业津贴，有一个非常关键的数据要考虑，即必须合理设定医生的预期年收入值。医生的预期年收入值大小，会直接影响到测算风险作业津贴额度的大小。但是在现实中，由于医生收入的敏感性问题，没有权威行政部门发布相关的行业数据。加之各地社会经济水平差异和不同医院的品牌差异，导致不同地区、不同类型医院的医生年收入差异较大，也没有一个统一口径的调查数据。我们建议政府广泛调研和收集相关大数据，来科学测算一个比较全国平均的医生预期年收入值，为合理测算医生的风险作业津贴打好基础。

### 7.4.3　测算风险作业津贴要考虑医生年龄、职称或专业技术等级等因素

测算不同类型医生的风险作业津贴，一是要考虑测算方案的操作简便性，可以分为几个不同档次的年龄段来简化操作。在进行风险作业津贴发放时考虑年龄的因素，可以参照40周岁或某个年龄为基准，设定不同档次年龄段的发放标准，来简捷地解决年龄差异问题。二是要体现技术水平的差异。测算医生风险作业津贴时还应考虑医生的职称等级，可以为不同职称或技术等级设定不同系数的发放标准，如正高系数为1、副高系数为0.8、中级系数为0.6，以此解决职称和技术水平差异化的问题。因为职称和技术等级越高的医生，往往在突发公共卫生事件中能够更好地研究、探索和制定更好的治疗新方案，对疫情防控起更大的作用。

### 7.4.4　测算风险作业津贴要充分区分工作性质或工作危险程度

突发公共卫生事件下的抗疫医生，虽然都面临非常高的作业风险，但是具体环境的危险程度还是有差异的。比如，传染病隔离区划分为污染区、半污染区和清洁区（红区、黄区和绿区），所反映的作业风险程度是不相同的。因此，在应对突发公共卫生事件时我们可以参照作业的风险程度，设定不同的风险等级系数，如把在红色病区抗疫的作业津贴乘以系数1，在黄色病区抗疫的作业津贴乘以系数0.8，在绿色病区抗疫的作业津贴乘以系数0.6，以此体现风险作业津贴的差异，更好地反映医生风险作业的劳动价值和面临的风险水平。

### 7.4.5　设立国家突发公共卫生基金作为长效稳定的风险作业补偿来源

我国各地的财政条件差别非常大，如果只是让各省（自治区、直辖市）自己解决抗疫医生的风险作业津贴，一是容易产生新的不公平，反而挫伤医生抗疫的积极性；二是对经济发展水平较低的地区，会产生较大的财政支付压力。我国制度的最大优越性就是能够集中力量办大事：一是可以考虑设立国家层面的基金，这样可以更好地统筹全国资金，把有限的资金融通到疫情爆发的严重地区；二是可以考虑设立省级行政层面突发公共卫生基金，通过每年按特定比例从财政拨付到基金，由国家与省（自治区、直辖市）按协商比例共同承担风险作业津贴和伤亡保险赔付。从而使得医生风险作业津贴补偿来源，

既有全国的卫生资源统筹，又有地方的财力协同，确保医生补偿的"应付尽付"。

## 7.5　本章小结

针对突发公共卫生事件中的疫情，本章借鉴西方 VSL 理论，重点探讨了一线医生风险作业的价值补偿标准问题。从人力资本法的思路出发，通过对预期收入贴现当下风险作业，来测算抗疫一线医生的风险作业津贴，规范医生的风险作业津贴发放的标准；通过对 VSL 理论的操作方法进行修订，可以更加符合当下的实际情况，对政府的补偿政策提供参考价值；探索医生的风险作业津贴，不仅体现了对医生生命的尊重，也可以更好地正向激励广大医务人员临危不惧、救死扶伤的积极性。

# 8 医生风险作业意外补偿研究

近年传染病频发，并且往往演变成突发公共卫生事件，常常需要非常多的医生到最危险的抗疫一线开展救治工作。鉴于抗疫一线医生的高风险作业，我们需要且应当对医生风险作业意外进行科学合理补偿，解决抗疫一线医生的后顾之忧，保证抗疫一线医生的持续积极性。但如何补偿突发公共卫生事件下医生风险作业意外情况，现有的补偿标准为一般性工伤死亡补偿，没有考虑到医生行业的风险性和特殊性，并且补偿的标准偏低，难以体现医生高风险作业的相关价值和危险性。

从生命价值理论的视角，研究防控传染病的医务人员风险作业的意外补偿问题，既能体现现代国家治理"以人为本"的宗旨，也凸显出党和政府对广大医务工作者生命安全的重视，尤其是能正面激发医生们不畏生死、救死扶伤的工作热情。

## 8.1 生命价值理论的概念

对于生命价值理论的研究，最早可以追溯到劳动力价值理论的研究，后来逐渐演化发展出人力资本理论和风险交易理论。

较早是英国经济学家威廉·配第（William Petty）在其《政治算术》中运用"生产成本法"得出，他认为英国海员所获得的收益约为农民的三倍，所以一个海员的价值能够近似地等价于三个农民的价值，并且他进一步测算出英国人的平均价值大致为 80 英镑，成年人的价值大约是儿童的两倍；到了 1853年，英国统计学家威廉·法尔（William Farr）在伦敦《统计学会月刊》上发表了一系列基于个体未来净收益折现的 VSL 计量公式，"现值收入法"是一种强调潜在经济生产能力的人力资本估值模型；紧接着，维特斯坦（1867）等人结合现值收入法与生产成本法估算了人力资源价值；后来，市场法被大量地应用于生命价值评估，阿尔弗雷德（1890）从市场工资的角度来计算个体未来所有的预期收入和预期消费，从而测得个体的生命价值。

近年来，国内学者关注生命价值理论的研究中，黄万华等（2011）认为，不应当只从经济学层面上强调人的生命价值的经济价值，还要重视哲学层面上的人的生命的人道价值和精神价值；程启智（2012）认为，应当通过构建生命价值评估理论的"二维三层"分析框架来分析人的生命价值的"价值创造"和"价值保障"二维属性，形成新的生命价值评估体系；李本森（2011）认为，应当整合意愿支付法和人力资本法两种方法来合理估算生命价值的法律补偿，提出生命补偿的法律改革，应强调"分类差异与特殊差异互补"的原则，从而反映出对生命的充分保护与对生命侵权的严格制裁的统一，才能维护法律上的公平，并确保补偿上的效率；郑连元（2014）从"生命物质价值、生命精神价值和惩罚性补偿"三个维度来探讨生命全价值，强调通过惩罚性补偿来规范行业的安全生产；朱广新（2014）探讨了《中华人民共和国消费者权益保护法》的两种惩罚性补偿制度，研究了恶意侵害受害人的生命安全后的惩罚性补偿，要求恪守与刑罚类似的过罚相当原则。

综观国内外研究，生命价值评估的主要方法分为生产成本法、收益法和市场法三大类。其中，以生产成本法评估生命价值，侧重在评估生命价值形成的前期投入，这会导致评估值往往偏低，难以充分反映生命价值；以收益法评估生命价值，侧重评估生命价值未来潜在收入，但是难点在于未来潜在收入的预期不确定，个体、行业、利率等诸多影响因素都具有不确定性，这些因素的不同设定往往会导致评估值的差异较大；以市场法评估生命价值，核心是强调市场决定价值，常常选择人的风险偏好、价值取向或贡献能力等的某一方面作为参照价格，由于参照系不一样，往往会导致生命价值评估值差异很大。

国内关于医生风险作业意外补偿的研究较少，尤其是当重大公共卫生事件爆发后，广大医生身处高风险的操作环境，一旦发生意外，更加需要有一个相对准确的生命价值评估方法，既能体现党和政府对医生生命安全的重视，又能解决医生的后顾之忧，提升广大医生冲锋陷阵的积极性。

## 8.2 医生风险作业意外补偿的生命价值评估模型

### 8.2.1 医生风险作业意外补偿的评估思路

医生风险作业意外补偿的关键，乃是要评估医生的生命价值。医生的生命价值是在医生的生命过程中实现的，医生的生命过程不仅是救死扶伤的过程，本质上也是价值创造与财富增值的过程。医生的生命价值评估应当以保障其风险作业中的生命安全为目的，以医生一生创造的价值为测算依据，以正面激励为导向，解决医生冲锋陷阵的后顾之忧，客观评估医生的生命价值。具体思路如下：

（1）医生的生命价值应当以价值创造为基础。医生的生命价值必须反映其创造的社会价值和物质财富。首先，从价值创造的角度，医生的生命价值评估必然要求体现医生生命的自我价值和社会价值，既要体现医生生命的物质价值，也要体现医生生命的精神价值。其次，医生生命价值本质上是价值创造，所以当医生在风险作业中意外发生时，要反映医生的寿命周期中未来工作阶段可能创造的潜能价值。再次，由于医生个体的精神价值难以测算，可以采用精神损失价值来体现，并且仅考虑对医生直系亲属、监护人或者被抚养人等的精神损失补偿。最后，从政策操作层面来说，重大公共卫生事件中一线医生往往来自全国各地，因此医生风险作业意外补偿的生命价值评估要求既有共性测度，还要有差异化测度。一是要考虑到法律规定的一国公民不分区域、性别、民族、信仰、职业、地位等都享有平等的基本权利，医生的生命价值测算就必须体现法理上的人的生命价值相等的社会共性。二是医生的生命价值评估，由于医生的年龄、受教育程度、健康状况、收入、技术水平、家庭状况等方面存在差异，尤其是在生命价值判断标准上存在差异，不同医生个体的生命价值也不尽相等，因此医生的生命价值测算就还需要体现一定程度的个体差异性。对医生风险作业意外补偿进行生命价值的评估时，应当结合生命价值的社会共性和个体差异性。

（2）以正向激励为导向。重大公共卫生事件中身处抗疫一线的医生，往往冒着远超常人的感染风险，其创造的社会价值从间接上说，往往是难以估量的。可以说医生对社会贡献极大，而对自身个体来说风险巨大，这就出现了社会收益和个体损失之间极大的不平衡性。因此，我们需要在医生的生命价值评估中，以正向激励为导向，通过优惠政策解决医生的后顾之忧。比如，给参加抗疫的医生子女提供升学的优惠政策，给医生提供提前晋职晋级的优惠政策，通过一系列额外的非现金优惠政策，来鼓舞医生们战胜死亡的斗志和救死扶伤的热情。

（3）采用分项综合评估方法。由于生命不同于商品，不存在随行就市的市场价格，而且生命价值与生命投入存在非对称性，生命价值评估不能简单用投入法来评估。另外，生命价值受未来创造的潜在价值影响，生命价值评估不能简单用收益法来评估，尤其是重大公共卫生事件中一线抗疫的医生，其生命价值不仅包含物质价值，还包含非常重要的社会价值。单独采用市场法、成本法、收益法中的任意一种方法都不能准确评估医生的生命价值，因此我们需要采用分项综合评估方法来测算医生风险作业意外补偿的生命价值。其中，与医生生命价值相关的期望寿命、社会贡献和其他无法预知项等，原则上我们应采用统计意义上的价值，按统计均值处理，主要参照国家有关规定与惯例；涉及医生个体特征的年龄、收入等影响因素则按经济意义上的价值，主要按个体实际情况评估。

### 8.2.2　医生风险作业意外补偿的生命价值评估模型

我们依据上述医生风险作业意外补偿的生命价值评估思路，借鉴郑连元（2014）提出的惩罚性补偿导向的生命全价值评估模型的部分思路，考虑到重大公共卫生事件的不确定性，剔除"惩罚性补偿"维度，主要考虑"生命物质价值"和"生命精神价值"两个维度，建立正向激励导向的医生生命价值评估模型，见图 8.1。

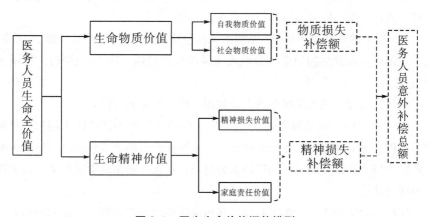

**图 8.1　医生生命价值评估模型**

（1）医生的生命物质价值（$V_M$）。医生的生命价值过程就是创造经济价值的过程，体现在服务于广大患者，为社会和自己创造物质财富。所以，重大公共卫生事件中一线抗疫医生的生命物质价值主要是指从现在（发生意外的时间节点）起预期未来创造的物质财富，分为医生的自我物质价值和社会物质价值。

①医生的自我物质价值（$V_{MP}$）。医生的自我物质价值主要体现为医生个人的未来预期收入，包括医生未来的工资、奖金和各项福利费用等，这些预期收入都受到医生所在区域社会经济发展水平和个体职称、职位、年龄等因素影响，不同年龄、职称、职位的医生其收入曲线不尽相同，可采用不同的公式表示，来反映其中的个体差异。由于医生未来预期收入变化具有非常大的不确定性，其现有收入水平在一定程度上反映了区域社会经济发展水平和个体年龄、职称、职位等特征。因此，医生的自我物质价值可以简化为以下公式：

$$医生自我物质价值 = 医生现有收入 \times 计算年限 \times 调整系数 \quad (8.1)$$

其中，医生现有收入采用上一年度医生平均收入数据。

计算年限一般按评估主体的寿命周期的阶段来划分。由于抗疫一线的医生基本上都处在年富力强的工作阶段，因此医生的计算年限公式如下：

$$医生的计算年限 = （正常退休年龄-当前年龄）+$$

$$（期望寿命-正常退休年龄）\times 80\% \quad (8.2)$$

②医生的社会物质价值（$V_{MS}$）。医生的社会物质价值是指医生为社会创造的物质财富价值。由于能力、职称、职位等方面的差异，医生个体做出的贡献的大小不尽相同且难以精确计量，评估时可以采取群体共性价值，采用社会平均值。因此，医生的社会物质价值公式表示为

$$医生的社会物质价值 = 某国人均社会物质财富价值 \times 计算年限 \quad (8.3)$$

其中，某国人均社会物质财富价值 =（国内生产总值-劳动者报酬）/全国人口总数。 \quad (8.4)

医生的计算年限参照医生的自我物质价值中的测算方法。

（2）医生的生命精神价值（$V_S$）。医生的精神价值不评估医生创造的精神财富价值，主要计量对医生已支付成本、未来抚养与赡养责任损失和最亲近的人的精神损失补偿，侧重以物质价值为基础，从医生的家庭责任和精神损失两个方面来评估。

①医生的家庭责任价值（$V_{FR}$）。我国法律规定抚养未成年子女和赡养老人等家庭责任是公民的义务，所以医生必然要负担抚养未成年子女和赡养老人等义务。考虑到现实生活中，医生不论是抚养子女还是赡养老人，都需要投入相

当多的物质与精神，加之存在不同的家庭消费方式和家庭消费文化，使得医生在这方面的投入存在较大差异，尤其是精神投入难以用货币量化。为了易于操作和实践，我们把医生的家庭责任价值的公式简化表示为

医生的家庭责任价值＝抚养责任价值＋赡养责任价值

$$＝预期抚养年限×年抚养费用＋预期赡养年限×年赡养费用$$
$$(8.5)$$

医生的年抚养费用和年赡养费用标准参照我国最新"子女抚养费"标准和"老人赡养费"标准或全国平均小孩抚养成本与老人赡养成本。当其无法承担抚养或赡养责任的时候，可以不考虑医生的家庭责任价值。

②医生的精神损失价值（$V_{SM}$）。重大公共卫生事件中身处一线抗疫的医生，由于其面对超常规的感染率，存在非常高的死亡风险。医生一旦在风险作业时发生意外死亡情况，常常给其亲属带来身心的巨大痛苦。从价值损失的角度来说，这就是医生意外死亡带来的精神损失价值。医生的精神损失价值表现为医生亲属的巨大精神痛苦，与医生的生命物质价值、家庭责任紧密相关。因此，我们可以采用设计精神损失价值系数的方法来测算医生的精神损失价值。而医生的精神损失价值系数则与医生的年龄、精神痛苦等因素密切相关。

医生的精神损失价值＝（医生的生命物质价值＋医生的家庭责任损失）×

$$精神损失价值系数 \qquad (8.6)$$

其中，

医生精神损失价值系数＝精神损失等级系数×家庭责任价值系数×

$$年龄价值系数×修正系数 \qquad (8.7)$$

医生的家庭责任损失＝医生的家庭责任价值×家庭责任价值系数 (8.8)

年龄价值系数＝1-（│人均寿命/2-实际年龄│）/（人均寿命/2） (8.9)

精神损失等级系数根据关系亲密程度和心理感受痛苦程度，将精神痛苦参数分为细微、轻微、次中度、中度、严重、非常严重、相当严重七级，若以中度痛苦时精神损失等级系数为1，则其余各个等级相差25%。修正系数则是指其他特别事项求取的修正系数，如性别、受教育程度、所从事的行业、身体状况、收入、遗产等因素。

## 8.3　医生风险作业意外补偿的生命价值评估案例

### 8.3.1　生命价值评估案例测算数据选取的平均值资料

据 2018 年国家统计局数据，我国（除港、澳、台地区）年末总人口为 139 538 万人，GNI（国民总收入）为 91.432 71 万亿元；人均 GNI 为 65 525 元；2018 年我国 GDP 为 91.928 11 万亿元，人均 GDP 为 66 006 元；2018 年我国城镇居民人均可支配收入达 39 250 元，农村居民人均可支配收入达 14 617 元；2018 年我国居民人均可支配年收入为 28 228 元，我国城镇单位就业人员年平均工资为 82 413 元。2018 年我国国有资产所有者权益约 99.5 万亿元[①]；依据《2019 年我国卫生健康事业发展统计公报》发布的人均预期寿命可知，我国人均预期寿命约为 77 周岁。

### 8.3.2　假定参加抗疫的某医生个人情况

我们假定参加抗疫的某医生年龄为 40 周岁，假设他 60 周岁退休，医生个人收入占家庭收入的 40%，其家庭为四口之家，有配偶，赡养一个 65 周岁老人，抚养一个 15 周岁小孩。我们查生命表得 40 周岁、65 周岁的人期望生存时间分别约为 37 年、16.5 年。

（1）40 周岁的某医生的生命物质价值 $V_M$ 为

$$V_M = V_{MP} + V_{MS}$$
$$= 82\ 413 \times [20 + (37-20) \times 80\%] + (66\ 006 - 28\ 228) \times [20 +$$
$$(37-20) \times 80\%]$$
$$= 4\ 038\ 418\ （元） \tag{8.10}$$

（2）40 周岁的某医生的生命精神价值 $V_S$ 为

$$V_S = V_{FR} + V_{SM}$$
$$= 82\ 413 \times [(22-15) \times 20\% + (77-65) \times 20\% + (81.5-77) \times 40\%] +$$
$$4\ 038\ 416 \times 40\% \times [1 - (40 - 77/2)/(77/2)]$$
$$= 2\ 013\ 880（元） \tag{8.11}$$

---

① 数据来源：国务院关于 2018 年度国有资产管理情况的综合报告。

（3）40周岁的某医生的生命总价值=生命物质价值+生命精神价值

$$= V_M + V_S$$
$$= V_{MP} + V_{MS} + V_{FR} + V_{SM}$$
$$= 4\ 038\ 416 + 2\ 013\ 880$$
$$= 6\ 052\ 298（元）\qquad\qquad (8.12)$$

经过测算，这位医生的生命总价值为 6 052 298 元，则他风险作业的意外补偿金额也应当在 6 052 298 元左右。

## 8.4 讨论与建议

### 8.4.1 应当调整抗疫医生的现行工伤死亡补偿标准，充分反映医生的生命物质价值

我国的一次性工伤死亡补偿标准为上一年度全国城镇居民人均可支配收入的 20 倍。以前述案例中牺牲的某位年龄在 40 周岁的医生为例，他的一次性工作死亡补偿费用为：我国 2018 年城镇居民人均可支配收入 28 228 元的 20 倍，即他的 2019 年风险作业意外补偿费用为 564 560 元，与前述案例测算生命物质价值的 4 038 418 元相比，金额相差约 350 万元，差距大约为 7 倍，难以体现医生未来可能创造的巨大潜在价值。相关部门应当组织权威机构，采用生命总价值方法，通过全国性大数据合理核算医生的生命总价值，反映医生抗疫的高风险特性，从而科学合理地提高抗疫医生的现行工伤死亡补偿标准，更好地维护抗疫一线医生的生命权益。

### 8.4.2 需要估算抗疫医生风险作业意外死亡的精神补偿，体现对医生家人的人道主义关怀

我国对工作意外死亡的补偿，往往没有考虑对风险作业人员家属的精神补偿。除了精神补偿难以估算外，本质上缺乏对精神补偿的认同，通常认为一次性死亡补偿就可以了。但是如前面案例所述，如果某医生在抗疫时牺牲，他的家人通常得到全部一次性死亡补偿费用为 564 560 元（上一年度全国城镇居民人均可支配收入的 20 倍），而根据测算他的生命精神价值（这还不包括他的生命物质价值）为 2 013 880 元，两者相差约 145 万元，差距接近 4 倍。因此，我们要鼓励医生救死扶伤，不仅要从生命物质价值上进行补偿。我们要还要从生命精神价值上进行补偿。我们要科学、合理地测算出医生风险作业发生意外

时的生命精神价值，并有效补偿医生家人，充分体现对医生本人及家人的人道主义关怀。

### 8.4.3　购买专项医生意外商业保险

除了调整现行工伤死亡补偿标准之外，相关部门还应当通过购买专项医生意外保险来进行补充。现实中，省级卫健委、公立医院可以共同为抗疫的医生购买专项的意外商业保险，运用现代保险服务来弥补医生意外补偿的缺口困境。省级卫健委、公立医院可以与商业保险机构协商，制订针对某重大公共卫生事件的抗疫医生保障商业险计划，专门为医生购买两大类意外商业保险：一是特种定期寿险，由省级卫健委和公立医院共同为抗疫医生购买，当被保医生经医院判定因为抗击重大疫情不幸感染而身故时，则由保险公司补偿相应金额。二是特种疾病医疗保险，当被保医生经医院诊断因抗击重大疫情不幸感染需要治疗和愈后康复治疗时，则由保险公司补偿相应的治疗和康复治疗费用。虽然我国对重大公共卫生事件中的病人提供免费治疗（包括抗疫中染病的医生），但仍然需要对抗疫中染病的医生的后期持续康复提供支持保障。

### 8.4.4　制订抗疫医生的优惠 AB 卡计划，提供抗疫医生家人一篮子配套优惠政策

考虑抗疫医生一旦发生意外，就没有办法照顾父母和子女，因此相关部门除了考虑给予医生生命物质价值和精神价值的经济补偿外，还应为抗疫医生制订优惠 AB 卡计划。各地政府应当对所有参与抗疫的医生进行科学评估，对抗疫表现杰出的医生提供政策优惠 A 卡，对其他参与抗疫医生提供政策优惠 B 卡。凡持有优惠 AB 卡的医生及其家人，可以在当地享受个人所得税、住房、就业和入学的优惠政策。两卡唯一的区别只是优惠程度的差异。优惠 AB 卡计划不仅能在真正意义上解决医生风险作业的后顾之忧，还可以进一步激发抗疫医生追求卓越的精神。

# 9 突发公共卫生事件中
护士风险作业津贴标准研究

随着医学的进步，虽然很多传染病的发生得到了控制，但就全球范围来讲，部分地区依然会受到新的传染病或者原有传染病的流行或爆发的威胁，影响人类的健康。护理工作是卫生健康事业的重要组成部分，特别是在突发公共卫生事件中，护士密切接触患者，工作强度大，肩负重任，容易产生应激反应，这些均不利于其身心健康，致使其工作效率降低，判断力和应对能力也受到影响，进而使其工作的风险增大。参与抗疫的护士可能面临不幸感染传染病甚至死亡的风险，政府除为其购买发生意外的人寿保险外，更应当合理提高其在高风险护理工作条件下的风险作业津贴补偿标准。

不同国家，往往拥有不同的卫生体制和文化。在一些经济发达国家，护理行业本身就是高收入群体，这些国家认为护理的高收入本身就意味着风险，因此往往没有额外对护士发放风险作业津贴。如果护士在风险作业的过程中发生意外，往往由其购买的意外保险来补偿。由于对突发公共卫生事件的研究主要集中在疾病的治疗和传染病的预测等方面，国外关于额外补偿护士风险作业津贴的研究比较少。

虽然我国的护士收入较国际平均水平有差距，但是我国的护士具有高度的献身精神和使命感，一旦爆发疫情，往往会主动请求参加抗疫。因此，我们需要鼓励护士的奉献精神，除了精神奖励外，必须考虑护士风险作业的危险性，应当给予护士必要的风险作业津贴，形成一个物质激励的长效机制，既保障护士的正当利益，同时又激发护士持续抗疫的积极性。在此次新冠肺炎疫情爆发时，我国之所以能够很好地控制住疫情，非常重要的一点就是加强了对参与抗疫的护士的物质激励，对其发放了额外的风险作业津贴。我国采用的是在国家统一补偿标准每人日均 300 元的基础上，地方政府还给予了一定金额的补助，这些风险作业津贴从客观上鼓舞了护士的士气。但是护士风险作业津贴的发放标准仍存在一些问题：第一，因各地政府的政策存在随机性，缺乏科学测算的依据，补偿的标准千差万别，难以体现护士高风险作业的价值和危险性；第二，统一的标准中未考虑护士的职称、学历和岗位风险等级等条件，不能有效激励护士的抗疫积极性。为了规范对护士风险作业津贴的发放，激励护士持续抗疫的积极性，我们必须科学地测算风险作业津贴的合理补偿标准，并形成长效机制。

## 9.1　VSL 理论的起源和分类

本章采用 VSL 理论研究护士的风险作业津贴。VSL 理论的计量思想已逐渐应用于职业安全、环境治理和公共卫生等领域。由于预期应用场景的异质性和广泛性，国内外学者从不同的研究视角出发，极大地丰富了 VSL 评估的方法论，并初步形成了较为完整研究思路。VSL 评估方法主要由两大经典模型构成：一是以人力资本法为代表的非行为估值模型。在初始模型中，VSL 由评估主体创造的效用价值量近似表征，一般而言，效用价值越大，VSL 评估值越高。该计量模型较为注重评估主体为社会、家庭及个人所带来的效用价值。二是以支付意愿法为代表的行为估值模型，该模型通过考察评估主体在风险和收益之间的权衡来测度 VSL。其评估思想倾向于关注评估主体自身的行为选择，通过实际发生的支付或受偿意愿来规避生命效用论可能存在的道德伦理问题。

（1）非行为估值（non‑behavioural valuation theory）：人力资本法（the valuation method of human capital）

我们采用的人力资本法下的 VSL 估值仅取决于因健康或生命损失所产生的机会成本，即个体或群体在健康状态或生前的潜在经济生产能力。这种非行为估值的思想最早起源于威廉·配第（1699），其在《政治算术》中运用“生产成本法”（the method of production cost）得出英国人的平均价值为 80 英镑，成年人的价值是儿童的两倍；威廉·法尔（1853）在《收入与财产税》中运用“现值收入法”（the methods of present value of earnings）计量人力资源价值；后来，维特斯坦（1867）、恩格尔（1833）结合生产成本法与现值收入法（the method of production cost and the present value of earnings）计量人力资源价值。此计算方法关注的是潜在经济生产能力的人力资本估值。而早期的人力资本法主要用于评估个体或群体对国家财富的贡献。我们在测度个体生产力水平时一般依赖人均 GDP 等宏观经济指标，并以此作为评估 VSL 的基础。

可见，人力资本法下的 VSL 在宏观上最终取决于国家或地区的经济发展水平，在微观上则取决于个体的收入水平及消费习惯。随后，人力资本法开始长期被应用于评估环境污染、工伤事故对健康造成的损害价值或由于采取控制或治理污染措施、采取安全技术措施而对健康产生的有利效益。相关的学术探讨也主要针对经济价值的具体涵盖范围展开，王亮（2004）将个体经济价值划分为三个层次：一是个体为自己和家人所创造的收入和财富；二是个体为自己和社会所创造的收入和财富；三是个体在生前和身后为自己及社会所创造的收入和财富的总和，层次越往后，效用价值所囊括的范围越广。不同学者基于不同视角，对个体效用价值内涵的解读存在较大差别。程启智等（2011）提出，从不同的研究视角出发对个体效用价值的界定也应当区别对待，并分别从个体对国家财富的贡献、人寿保险领域应用和企业安全投资收益三个方面对个体经济价值进行了界定。

随着人力资本法应用场景的扩大，非行为估值思想的缺点开始暴露，并因道德伦理问题引发了学术界的激烈争议。最为明显的表现在于，VSL 的计量过分依赖于社会或个体的经济生产能力，人力资本法下经济发达地区与欠发达地区、高收入与低收入群体之间的 VSL 会出现较为明显的差距，这可能被认为是不道德的。但现阶段，该方法在诸多国家与地区的伤亡偿付等现实问题中发挥了重要的理论作用。

（2）行为估值（behavioural valuation theory）：支付意愿法（the valuation method of Willingness to Pay）

从生存风险的视角切入，评估个体或群体的 VSL 与基于经济生产能力的会计程序相比，是完全不同且更合理的方法。支付意愿法最早可追溯到美国经济学家托马斯·谢林（Thomas Schelling）于 1968 年发表的论文，其观点认为 VSL 的大小取决于评估主体的消费选择，实质上是在控制风险与消费品选择之间进行权衡。假设评估主体愿意花费 1 000 元规避 1/100 的死亡风险，那么挽救生命的成本就为 10 万元，这 10 万元可近似与个体 VSL 关联。需要补充说明的是，支付意愿法下 VSL 捕捉的是评估主体在收益和小概率死亡风险之间的权衡，并非个体为避免某种死亡而愿意支付的金额，也非个体面对某种死亡时要求得到的补偿金额。

护士风险作业津贴难以采用支付意愿法研究的原因在于：支付意愿法的经

济学解释中，个体 VSL 的计量仅考虑个人风险与收益两个维度，虽然充分尊重个体的行为选择自由，但也体现了西方资本主义的狭隘。在此次疫情中，中国大批医务工作人员主动请缨，奋战一线，在承担超额死亡风险的同时，不计个人收益得失，所以 VSL 理论中支付意愿法的应用几乎失效。

综上所述，本章的研究目标是：采用 VSL 理论的非行为估值方法——人力资本法，围绕突发公共卫生事件中护士风险作业津贴的补偿问题，一是调查护士风险作业津贴补偿的现状；二是合理测算护士风险作业津贴补偿的科学标准；三是提出科学规范发放风险作业津贴政策建议，为加强护士队伍建设，完善激励机制提供参考依据。

## 9.2　资料与方法

### 9.2.1　资料来源

本章以 2020 年某直辖市参加武汉抗疫的 779 名护士为研究对象（考虑军队护士职业的特殊性，军队护士未被纳入统计），调查抗疫护士的基本情况、参加抗疫工作所在场所的污染程度、工作天数，以及护士个人每天获得的风险作业补偿数额。

### 9.2.2　分析方法

#### 9.2.2.1　运用生命价值理论的构想

生命价值理论主要分为非行为估值理论和行为估值理论。在以非行为估值理论为代表的人力资本方法模型中，其模型通常侧重于测算行为主体为社会、家庭和个人所带来的效用价值；在以行为估值理论为代表的支付意愿意方法模型中，其模型关注行为主体自身的行为选择。

对生命价值理论的研究方法，我们必须考虑有效性和可操作性。在具体方法的选取上，我们不仅要体现护士风险作业价值贡献的公平性，还要关注风险作业的简明可操作性。

所以，本章通过 VSL 理论的人力资本法，研究突发公共卫生事件中的护士风险作业津贴补偿标准。护士在参与突发公共卫生事件活动中，可能有三种局面：一是护理传染病中过度劳累致死的；二是因护理工作处在高危环境中感染传染病死亡的；三是成功完成护理传染病任务后胜利归来的。

前两者是护士发生意外的风险，不包括在本章的研究范围内，本章旨在研究第三类护士风险作业津贴的补偿标准。我们采用 VSL 理论的人力资本法思路，设计并研究突发公共卫生事件中护士风险作业津贴补偿模型。

### 9.2.2.2 生命价值导向的风险作业津贴估算思路

本章假设当前的风险作业津贴是未来收入对当前风险作业收入的补偿，假定护士终身收入的当前价值是对护士未来收入的贴现，那么就需要使用一个贴现率计算其未来收入在今天的价值，进而测算出突发公共事件中每天风险作业的价值补偿。因此，我们做如下假设：

假设 1：从人力资本法视角出发，护士的风险作业津贴补偿不考虑伤亡的保险，只是在测算生命价值中，统一假定 55 周岁（55 周岁为女性护士退休年龄，男性护士则以 60 周岁为退休年龄）作为其创造价值的终点。

假设 2：考虑到护士风险作业实践上的公平性，以发生突发公共卫生事件上一年的护士平均年收入为依据，并假设其未来每年年预期净收入不变。

假设 3：考虑到风险作业补偿上的效率统一，假定其未来预期年收入不变。

我们可以得到护士风险作业日津贴补偿模型，即

$$\mathrm{NPV}_{日} = \frac{\left\{ \sum_{i=m}^{60(55)} \dfrac{I}{(1+x\%)^{i-m}} \right\}}{250(251)} \tag{9.1}$$

其中，为简化计算，假定 $I$ 为未来 $n$ 年的每年年预期净收入；$x\%$ 为把未来 $n$ 年的收入折现的贴现率，如 2020 年中国人民银行公布的存款基准年利率为 1.5%；60（55）为男（女）正常工作的最高年龄；$m$ 代表护士现在的年龄；250（251）为年正常工作日总天数。

# 9.3  结果

## 9.3.1  护士基本情况

2020 年某直辖市参加武汉抗疫的护士 779 人；参加抗疫天数为 34~83 天；职称及学历情况等详见表 9.1（某直辖市武汉抗疫护士基本情况）。

表 9.1　某直辖市武汉抗疫护士基本情况

| 项目 | | 抗疫护士 | |
|---|---|---|---|
| | | 人数/人 | 比例/% |
| 性别 | 男性 | 76 | 9.76 |
| | 女性 | 703 | 90.24 |
| 职称 | 高级 | 29 | 3.72 |
| | 中级 | 204 | 26.19 |
| | 初级 | 546 | 70.09 |
| 学历 | 研究生及以上 | 25 | 3.21 |
| | 本科 | 364 | 46.73 |
| | 大专及以下 | 390 | 50.06 |
| 工作年限 | ≤4 年 | 37 | 4.75 |
| | 5~9 年 | 382 | 49.04 |
| | 10~14 年 | 301 | 38.64 |
| | ≥15 年 | 59 | 7.57 |

### 9.3.2　以护士个案为例测算

我们以 2020 年参加武汉抗疫的 1 名 35 周岁的护士（女性）为例，根据国家统计局数据统计 2018 年卫生行业平均工资为 78 734 元，因此护士风险作业日津贴补偿如下：

$$\mathrm{NPV}_{日} = \frac{\left\{\sum_{i=35}^{55} \dfrac{78\ 734}{(1 + 1.5\%)^{i-35}}\right\}}{251} = 4\ 176.43\ 元 \qquad (9.2)$$

由式（9.2）可知，在抗疫前线的护士得到风险作业日津贴 NPV 为 4 176.43 元。如果她抗疫风险作业的天数 $X$ 是 34~83 天，则她可以得到的全部风险作业津贴为：NPV×$X$，即 4 176.43×（34~83）= 141 998.62~346 643.69 元。

### 9.3.3　护士风险作业日津贴测算与实际值的比较

2020 年 1 月 25 日出台的《财政部、国家卫生健康委关于新型冠状病毒感染肺炎疫情防控有关经费保障政策的通知》规定，对于直接接触待排查病例或确诊病例，进行诊断、治疗、护理、医院感染控制、病例标本采集和病原检测等工作的相关人员，中央财政按照每人每天 300 元予以补助，各省（自治区、直辖市）地方政府在此基础上对参与抗疫护士也给予补助 300~800 元/天。尽管有中央与地方政府的补助，实际风险作业日津贴发放差额仍比较大。我们以某直辖市抗疫的护士风险作业日津贴为例，并参考某直辖市医院薪酬设计绩效考核与职称评定及工资执行标准，为便于计算风险作业日津贴取整数值，详见表 9.2（某年龄护士风险作业日津贴测算值与实际值比较）。

表 9.2　某年龄护士风险作业日津贴测算值与实际值比较

| 职称 | 风险<br>（风险等级）权重系数 | 测算<br>/元 | 实际<br>/元 | 差值<br>/元 |
|---|---|---|---|---|
| 高级（系数 1）<br>基本标准 4 176 元 | （红区）1.0 | 4 176 | 1 000 | 3 176 |
| | （黄区）0.8 | 3 341 | 800 | 2 541 |
| | （绿区）0.6 | 2 506 | 600 | 1 906 |
| 中级（系数 0.8）<br>基本标准<br>4 176×0.8＝3 341 元 | （红区）1.0 | 3 341 | 1 000 | 2 341 |
| | （黄区）0.8 | 2 673 | 800 | 1 873 |
| | （绿区）0.6 | 2 005 | 600 | 1 405 |
| 初级（系数 0.6）<br>基本标准<br>4 176×0.6＝2 506 元 | （红区）1.0 | 2 506 | 1 000 | 1 506 |
| | （黄区）0.8 | 2 005 | 800 | 1 205 |
| | （绿区）0.6 | 1 504 | 600 | 904 |

## 9.4　讨论

### 9.4.1　现行护士风险作业津贴标准中存在的问题

#### 9.4.1.1　发放标准对护理技术水平差异体现不显著

由于某直辖市抗疫人员实际发放标准的风险差异仅有 3 等，且不涉及职称、年龄、性别，其优点在于简便易行、公平性高；但缺点是对技术水平、职称、资历等反映不充分。表 9.2 中仅以 35 周岁女性护士测算来看：如果 35 周岁的 3 名护士都身处风险等级最高的红区，他们分别是高级、中级、初级职称的风险作业日津贴测算值为 4 176 元、3 341 元、2 506 元，与实际发放的差值分别为 3 176 元、2 341 元、1 506 元。可见职称等级越高，差异越大，说明今后发放风险作业日津贴应适当考虑护士的职称或技术等级，以体现其不同的技术水平和临床护理经验的丰富程度。因为突发疫情往往需要护士与医生共同探索、研究新的护理技术和方案，要求其临床经验更丰富、专业技术水平更高。

### 9.4.1.2　护士风险作业津贴发放标准普遍偏低

我们以个案中的护士为例，不管是高级作业最高风险程度的津贴 4 176 元，还是初级作业最低风险程度的津贴 1 504 元，测算值与现实发放标准都有 3 176 元和 904 元的不等差距。这说明，今后发放风险作业日津贴的标准数额有待提高。

实际上，针对这次新冠肺炎疫情，各地政府对外出支援的医护人员风险作业日津贴给予了不同程度的补偿，如广东省向全省 421 名参加抗疫一线的广东医疗队队员每人发放 1 万元补助金，并向队员家属各发放慰问金 6 000 元；安徽省对参与疫情一线应急处置的医疗卫生人员，在享受临时性工作补助的基础上，再给予每人 6 000 元的一次性慰问补助；海南省海口市出台了《关于进一步激励关爱疫情防控一线护理人员的通知》，对支援湖北的护士每人给予一次性慰问金 1 万元；对在防控工作中感染新冠肺炎的护士，给予一次性慰问金 2 万元。尽管如此，各地的标准仍有待进一步的科学测算和规范。

当然，用净值贴现法来计算护理的风险作业津贴，风险作业津贴与护士的当下经济生产能力紧密相关。除了年基准利率外，年预期收入往往受到年龄、技术职称以及工作性质、作业风险程度等因素的影响。

## 9.5　建议

### 9.5.1　因地制宜，研究适应中国国情的抗疫护士风险作业津贴

因经济、文化制度的差异，各国的卫生体制和文化也不尽相同。在欧美等发达国家，医生、护士本身就是高收入群体，就 2016 年国务院发展研究中心研究指出，医生这个职业的薪酬水平是社会平均工资的 2.5～4 倍，所以英、美等国认为医务人员的高收入本身就意味着风险，因而它们对护士并不发放额外的风险作业津贴。虽然我国护士平均收入较国际平均水平有差距，但是我国的护士更具有奉献精神，新冠肺炎疫情爆发后，护士们积极请战，仅参加武汉抗疫的护士就达 2.86 万人，占医疗队总人数的 68%，在新冠肺炎患者的医疗救治中他们对患者精心照顾、观察其病情发展，给予患者心理支持，与医生一

道，为促进患者康复、提高治愈率做出积极贡献。为了激励护士的奉献精神，我们不仅需要给予其精神奖励，还应从长效机制出发，给护士提供合理的风险作业津贴。

### 9.5.2 依托医疗行业的大数据挖掘，准确测算护士的平均预期年收入

要准确测算护士的风险作业津贴，就需要大数据的支持，即有效测算护士的预期年收入值。但是在现实中，鉴于护士收入的敏感性问题，缺乏政府公布的精确数据，仅在中国统计局官网统计中得到行业（卫生）类年平均收入推算。加之各地社会经济水平差异和不同医院的品牌差异，导致不同地区、不同类型医院的护士年收入差异较大，也没有一个统一口径的调查数据。我们建议政府广泛调研和收集相关大数据，来科学测算一个相对平均的护士预期年收入值，为合理测算护士的风险作业津贴打好基础。

### 9.5.3 细化测算指标，综合考虑风险作业津贴中的护士年龄、职称或专业技术等级等因素

测算不同类型护士的风险作业津贴，一是要考虑测算方案的简便操作性，可以分为几个不同档次的年龄段来简化操作。在进行风险作业津贴发放时考虑年龄的因素，可以参照 30 周岁或某个年龄为基准，设定不同档次年龄段的发放标准，来简捷地解决年龄差异问题。二是要体现技术水平的差异。测算护士风险作业津贴时还应考虑护士的职称等级，可以考虑不同职称或技术等级，设定不同系数的发放标准，如高级职称系数为 1、中级职称系数为 0.8、初级职称系数为 0.6，以此解决职称和技术水平差异化的问题。因为职称和技术等级越高的护士，往往在突发公共卫生事件中能够更娴熟、冷静且更好地配合医生一起研究制订新的护理方案，并给予患者心理支持等照护。

### 9.5.4 区分风险等级，测算风险作业津贴要充分区分工作性质或工作危险程度

在突发公共卫生事件下的抗疫护士，其所处的工作区域有方舱医院、隔离病区，还有救治重症的 ICU 病房，尽管都面临非常高的作业风险，但是具体环境的危险程度还是有差异。比如，传染病隔离区划分为污染区、半污染区和清洁区（红区、黄区和绿区），所反映的作业风险程度是不相同的。因此，在应对突发公共卫生事件时可能参照作业的风险程度，设定不同的风险等级系数，

或者在护理中按护理岗位所面临的护理技能操作难度来设定风险作业系数。比如，把在红色病区抗疫的作业津贴乘以系数 1，在黄色病区抗疫的作业津贴乘以系数 0.8，在绿色病区抗疫的作业津贴乘以系数 0.6，以体现风险作业津贴的差异性，更好地反映护士风险作业的劳动价值和面临的风险水平，也能体现护理工作风险是动态的、各异的。

### 9.5.5　统筹规划，设立国家突发公共卫生基金作为长效稳定的风险作业补偿来源

鉴于我国各地的财政条件差别比较大，仅靠各省（自治区、直辖市）自行解决抗疫护士的风险作业津贴，将会对经济发展水平较低的省（自治区、直辖市）产生较大的财政支付压力等情况。借鉴日本等国家突发公共卫生事件应对系统的保障体系的优点，一是可以考虑设立国家层面的基金，如每年均按照一定比例的国家税收额作为灾害救助基金进行累积，这样可以更好地统筹全国资金，把有限的资金融通到疫情爆发的严重地区，体现国家制度的优越性；二是可以设立省级行政层面突发公共卫生基金，通过每年按特定比例从财政拨付到基金，由国家与省按协商比例共同承担风险作业津贴和伤亡保险赔付。从而使得护士风险作业津贴补偿来源既有全国的卫生资源统筹，又有地方的财力协同，确保对护士补偿的落实。

### 9.5.6　出台优惠政策，保障抗疫护士的家人享有就医、入学和购房等方面的优惠政策

抗疫一线的护士在进行风险作业时，就没有办法照顾父母和子女。除了考虑给予护士经济补助外，各地还应出台一系列针对一线抗疫护士的支持、照顾措施以及其他优惠保障政策。因为经济补偿并不能完全解决全部问题，应当考虑系统建立护士家人能享有的优惠保障政策。另外，相关部门可以考虑在抗疫护士购房时给予优惠政策，如在符合省（自治区、直辖市）购房条件的情况下，购买普通商品住房有额外的购房补贴，若护士本人家庭无自有住房，需租赁房屋自住的，可给予住房租赁补贴等。加分、优惠等政策并非补贴或补助，而是对防疫一线抗疫护士子女的关怀和照顾，可以从真正意义上解决护士风险作业的后顾之忧，同时这也是落实习近平总书记所提出的各级政府要关心爱护广大护士，完善激励机制，全社会都要理解和支持护士。

## 9.6 本章小结

本章借鉴 VSL 理论，在突发公共卫生事件中重点探讨了一线护理风险作业的价值补偿标准问题；从人力资本法的思路出发，通过对预期收入贴现当下风险作业，来测算抗疫一线护士的风险作业津贴，规范护理的风险作业津贴发放的标准；通过对 VSL 理论的操作方法进行修订，可以更加符合当下的实际情况，对政府的补偿政策提供参考价值，同时也能增强护士的价值感和成就感，以及护士的职业认同感和荣誉感，营造全社会尊重护士、关爱护士的良好风气。

# 10 政策建议与研究展望

## 10.1 总体思路

### 10.1.1 指导思想

推进健康中国战略是全面建成小康社会、基本实现社会主义现代化的重要基础，是全面提升中华民族健康素质、实现人民健康与经济社会协调发展的国家战略，是积极参与全球健康治理的重大举措。

推进健康中国战略，必须加强重大传染病防控，既要完善传染病监测预警机制，还要加强突发急性传染病防治，积极防范输入性突发急性传染病，加强传统烈性传染病防控和新型传染病的防控，强化重大动物源性传染病的源头治理。

重大传染病防控必须依靠广大医务人员来贯彻落实，既要加强医务人员风险作业管理，提高医务人员作业的安全性，还要尊重广大医务人员的生命价值，关怀他们的生命安全，持续完善医务人员风险作业的生活保障和经济保障。我们要因地制宜、尽力而为、量力而行，立足兜底线、补短板、调结构，深化医务人员风险作业领域的政策改革，不断完善风险作业保障体系，提升医务人员风险作业的经济保障水平，增强医务人员的荣誉感和获得感。

### 10.1.2 发展目标

我们要把保障人民健康放在优先发展的战略位置，坚持预防为主的方针，深入实施健康中国行动，完善国民健康促进政策，织牢国家公共卫生防护网，为人民提供全方位、全生命周期的健康服务。

我们要改革疾病预防控制体系，强化监测预警、风险评估、流行病学调查、检验检测、应急处置等职能；建立稳定的公共卫生事业投入机制，改善疾控基础条件，强化基层公共卫生体系；落实医疗机构公共卫生责任，创新医防协同机制；建立分级、分层、分流的传染病救治网络，建立健全统一的国家公共卫生应急物资储备体系，大型公共建筑预设"平疫结合"改造接口；完善突发公共卫生事件监测预警处置机制，加强实验室检测网络建设，健全医务人员风险作业的科技支撑和物资保障体系，形成服务便捷、保障有力的医务人员风险作业政策保障体系。

### 10.1.3　基本原则

一是要坚持以一线防控的医务人员为中心。我们要坚持公共卫生服务领域医务人员的主体地位，始终做到防控重大疫情要依靠医务人员，防控成果必须体现医务人员的奉献精神，维护医务人员的根本利益，激发医务人员救死扶伤的积极性、主动性和创造性，增进其健康福祉，不断实现人民对健康生活的美好需求。

二是要坚持新发展理念。我们要把新发展理念完整、准确、全面贯穿公共卫生发展的全过程和各领域，构建新发展格局，切实转变发展方式，推动质量变革、效率变革和动力变革，实现更高质量、更有效率、更加公平、更可持续、更为安全的公共卫生发展。

三是要坚持深化改革。我们要坚定不移地推进医疗卫生领域的改革，加强国家治理体系和治理能力现代化建设，破除制约医疗卫生服务高质量发展的体制机制障碍，强化有利于提高医疗卫生资源配置效率、有利于调动医务人员抗疫积极性的重大改革开放举措，持续增强发展动力和活力。

四是要坚持系统观念。加强前瞻性思考、全局性谋划、战略性布局、整体性推进，统筹国内公共卫生服务管理一盘棋，处理好医务人员风险作业政策的系统配套，相互支持，更好地发挥中央、地方及各方面的积极性，着力固根基、扬优势、补短板、强弱项，防范化解重大传染病风险的挑战。

五是要坚持科学性原则。我们要优化医务人员风险作业经济补偿的政策，就必须不断提高决策的科学性。政策优化不只是某一个领域、某一个方面的改革，而是涉及多方面的改革。优化医务人员风险作业经济补偿政策，必须广泛调研、科学论证，必须加强整体谋划，增强各项政策的关联性、系统性和协同性，必须持续调适才能确保决策的科学性。

六是要坚持符合国情原则。中国有自身的国情，人口众多且人均经济指标还不高，人均医疗卫生资源存量比较少，近年全球频发的重大传染病对我国医务人员防控的挑战较大。我们要充分结合我国的具体情况，不能照搬照抄国外的经验，要走出一条适应中国国情的公共卫生服务保障改革之路。医务人员风险作业补偿的政策体系适宜与否，取决于能否使防范化解重大传染病风险的目标，与所在地区的资源禀赋、技术水平、经济水平和医疗卫生体制等深度匹配。这既要求政府、相关部门、专业机构、社会组织等之间的有效协调和有机结合，更要求改革探索必须曲突徙薪、动态调整和持续优化。

## 10.2  政策举措

### 10.2.1  因地制宜，研究适应中国国情的医务人员风险作业津贴

因经济、文化制度的差异，各国的卫生体制和文化也不尽相同。在欧美等发达国家，医生、护士本身就是高收入群体，所以它们认为医务人员的高收入本身就意味着风险，因而发达国家对医务人员往往并不额外发放风险作业津贴。虽然我国医务人员平均收入较国际平均水平有差距，但是我国医务人员更具有奉献精神，新冠肺炎疫情爆发后，医务人员积极请战，仅支援湖北省抗疫的医务人员就高达 4 万人，他们对医疗救治中的患者精心照顾，观察其病情发展情况，给予其心理支持，为促进患者康复、提高治愈率做出了很大的贡献。为了激励医务人员的奉献精神，我们不仅需要对其进行精神奖励，还必须考虑医务人员风险作业的危险性，应当给予他们必要的风险作业津贴，并且形成一个长效机制，既保障医务人员的正当利益，同时也能激发医务人员持续防控高风险传染病的积极性。

### 10.2.2  依托医疗行业的大数据挖掘，准确测算医务人员的平均预期年收入

要准确测算医务人员的风险作业津贴，就需要大数据的支持，即有效测算医务人员的平均预期年收入值。但是在现实中，鉴于医务人员收入的敏感性问题，缺乏政府公布的行业数据，仅在中国统计局官网统计中得到行业（卫生）类年平均收入推算。加之各地社会经济水平差异和不同医院的品牌差异，也导致不同地区、不同类型医院的医务人员年收入差异较大，也没有一个统一口径的调查数据。我们建议政府广泛调研和收集相关大数据，来科学测算一个在全国范围内相对平均的医务人员预期年收入值，为合理测算医务人员的风险作业津贴打好基础。

### 10.2.3 细化测算指标，综合考虑风险作业津贴中的医务人员的年龄、职称或专业技术等级等因素

测算不同类型医务人员的风险作业津贴，一是要考虑测算方案的操作简便性，可以分为几个不同档次的年龄段来简化操作。在进行风险作业津贴发放时考虑年龄的因素，我们可以参照40周岁或某个年龄为基准，设定不同档次年龄段的发放标准，来简单、快捷地解决年龄差异问题。二是要体现技术水平的差异性。在测算医务人员风险作业津贴时，我们还应考虑医务人员的职称等级，可以考虑为不同职称或技术等级设定不同系数的发放标准，如高级职称系数为1、中级职称系数为0.8、初级职称系数为0.6，以此解决职称和技术水平差异化的问题。因为职称和技术等级越高的医务人员，往往在突发公共卫生事件处理中能够更娴熟、更冷静地结合实际情况研究制订新的救治和护理方案，并给予患者心理支持等照料。

### 10.2.4 区分风险等级，测算风险作业津贴要充分区分工作性质或工作危险程度

在高风险传染病防控作业时，医务人员所处的工作区域有方舱医院、隔离病区，还有救治重症的ICU病房，尽管都面临非常高的作业风险，但是具体环境的危险程度还是有差异的。比如，传染病隔离区划分为污染区、半污染区和清洁区（红区、黄区和绿区），所反映的作业风险程度是不相同的。因此，在应对高风险传染病时，我们应参照医务人员作业的风险程度，设定不同的风险等级系数，或者按医务人员岗位所需要的技能操作难度来设定风险作业系数。比如，把在红色病区抗疫的作业津贴乘以系数1，在黄色病区抗疫的作业津贴乘以系数0.8，在绿色病区抗疫的作业津贴乘以系数0.6，以体现风险作业津贴的差异，更好地反映医务人员风险作业的劳动价值和他们所面临的风险水平，也能体现医务人员工作风险是动态的、各异的。

### 10.2.5 调整高风险传染病防控作业的医务人员现行工伤死亡补偿标准，充分反映医务人员的生命物质价值

我国的一次性工伤死亡补偿标准为上一年度全国城镇居民人均可支配收入的20倍。以前述案例中牺牲的某位年龄40周岁的医生为例，他的一次性工作死亡补偿费用为：我国2018年城镇居民人均可支配收入28 228元的20倍，即他2019年风险作业意外补偿费用为564 560元，与前述案例测算的生命物质价

值 4 038 418 元相比，金额相差约 350 万元，差距大约为 7 倍，难以体现医生未来可能创造的巨大潜在价值。相关部门应当组织权威机构，采用生命总价值方法，通过全国性大数据合理核算医生的生命总价值，反映医生抗疫的高风险特性，从而科学、合理地提高参与防控高风险传染病医务人员的现行工伤死亡补偿标准，更好地维护医务人员的生命权益。

### 10.2.6 需要估算医务人员风险作业意外死亡的精神补偿，体现对医务人员家人的人道主义关怀

我国对工作意外死亡的补偿，往往没有考虑对风险作业人员家属的精神补偿。但是如前面案例所述，如果某医生在抗疫时牺牲，他的家人通常得到全部一次性死亡补偿费用为 564 560 元（上一年度全国城镇居民人均可支配收入的 20 倍），而根据测算他的生命精神价值（这还不包括他的生命物质价值）为 2 013 880 元，两者相差约 145 万元，差距接近 4 倍。因此，要鼓励医生救死扶伤，不仅要从生命物质价值上进行补偿，还要从生命精神价值上进行补偿。我们要科学、合理地测算医生风险作业发生意外时的生命精神价值，并对医生家人进行合理、有效的补偿，充分体现对医生本人及其家人的人道主义关怀。

### 10.2.7 统筹规划，设立国家突发公共卫生基金作为长效稳定的风险作业补偿来源

鉴于我国各地的财政条件差别比较大，仅靠各省（自治区、直辖市）自行解决医务人员的风险作业津贴，将会对经济发展水平较低的省（自治区、直辖市）产生较大的财政支付压力等情况。我们可以借鉴日本等国家突发公共卫生事件应对系统的保障体系的优点，一是可以考虑设立国家层面的基金，如每年均按照一定比例的国家税收额作为灾害救助基金进行累积，这样可以更好地统筹全国资金，把有限的资金融通到疫情爆发的严重地区，体现国家制度的优越性；二是可以设立省级行政层面的突发公共卫生基金，通过每年按特定比例从财政拨付到基金，由国家与省按协商比例共同承担风险作业津贴和伤亡保险赔付。从而使得医务人员风险作业津贴补偿来源既有全国的卫生资源统筹，又有地方的财力协同，确保医务人员风险作业的经济补偿的"应付尽付"。

### 10.2.8 购买专项高风险传染病防控作业的医务人员意外商业保险

除了调整现行工伤死亡补偿标准之外，我们还应当通过购买专项医务人员

意外保险来进行补充。现实中，省级卫健委、公立医院可以共同为防控高风险传染病的医务人员购买专项的意外商业保险，运用现代保险服务来弥补医务人员意外补偿的缺口困境。省级卫健委、公立医院可以与商业保险机构协商，制订针对某重大公共卫生事件的抗疫医生保障商业险计划，专门为医务人员购买两大类意外商业保险：一是特种定期寿险，由公立医院和省级卫健委共同为防控高风险传染病的医务人员购买，当被保医务人员经医院判定因为抗击重大疫情不幸感染而身故的，则由保险公司补偿相应金额；二是特种疾病医疗保险，当被保医务人员经医院判定因抗击重大疫情不幸感染需要治疗和康复治疗时，则由保险公司补偿相应的治疗和康复治疗费用。虽然我国对重大公共卫生事件中的病人提供免费治疗（包括抗疫中染病的医务人员），但仍然需要对抗疫中染病的医务人员的后期持续康复提供支持保障。

### 10.2.9　出台优惠政策，保障抗疫医务人员的家人享有就医、入学和购房等方面的优惠政策

当医务人员防控高风险传染病时，由于其身处风险作业的特定环境，就没有办法照顾其父母和子女。尤其是当医务人员在进行风险作业时，一旦发生意外，医务人员就没有办法照顾父母和子女。经济补偿并不能完全解决全部问题，我们除了考虑给予医务人员生命物质价值和精神价值的经济补偿外，还应当提供其他优惠保障政策，确保对医务人员自身及家人的支持和照顾。一是需要考虑对医务人员父母就医的优惠政策。医务人员本人如果健在，除了平时可以对父母精心照料外，更重要的是可以提供健康管理的具体建议。但当其发生意外后，没有懂医的亲人在身边嘘寒问暖，其父母的健康管理和就医会出现诸多问题，所以应当对发生意外的医务人员的父母提供就医的优先和优惠政策。二是要对医务人员子女提供入学和就业的优惠政策。如果医务人员本人健在，则可以给自己的子女提供悉心的作业辅导，在平时言传身教，并在升学、就业等重大关头提供关键性指导，这不是完全用经济补偿就能解决的。三是政府可以考虑在医务人员购房时给予优惠政策，如在符合省（自治区、直辖市）购房条件的情况下，对其购买普通商品住房给予一定额度的购房补贴，若医务人员本人家庭无自有住房，需租赁房屋自住的，可给予住房租赁补贴等。因此，我们需要给发生意外的医务人员的父母提供就医优先和优惠政策，为其子女提供入学和就业的优惠政策，为医务人员提供购房补贴政策，从真正意义上解决医务人员风险作业的后顾之忧。

## 10.3　研究展望

本书主要聚焦在高风险传染病防控作业中的医务人员经济补偿研究，借鉴西方 VSL 理论，重点探讨了防控传染病一线的医务人员风险作业的价值补偿标准问题；从人力资本法的思路出发，测算出医务人员的风险作业津贴和意外补偿标准，通过对 VSL 理论的操作方法进行修订，可以更加符合当下的实际情况，优化现行的政府补偿政策，以体现对医务人员生命的尊重，可以更好地正向激励广大医务人员临危不惧、救死扶伤的积极性。

在医务人员风险作业的经济补偿研究方面，未来还有很多值得我们继续深入研究的内容，包括以下内容：

### 10.3.1　医务人员风险作业的政府财政拨款规范化研究

随着气候、环境的巨大变化，高风险的传染病层出不穷，不仅增加了防控传染病的难度，还增加了防控高风险传染病的财政资金压力。面对具有不确定性的未来，我们要未雨绸缪，设计规范化的政府财政公共卫生应急拨款制度已迫在眉睫。我们要运用机制设计理论来研究政府公共卫生应急拨款制度，保障突发公共卫生事件防控资金，尤其是保障防控高风险传染病的风险作业补偿资金，将是未来非常重要的研究内容。

### 10.3.2　医务人员风险作业的商业保险研究

突发公共卫生事件的突发性和不确定性，以及传染病的高风险性，增加了医务人员作业风险管理的难度，因此就要求我们必须对医务人员风险作业进行有效的经济补偿。但是医务人员风险作业的财政补偿不仅受制于中央财政和地方财政的财力，还受制于体制性的滞后性。要想及时、有效地对医务人员风险作业进行补偿，还需要拓宽补偿的资金渠道，尤其是需要拓宽医务人员风险作业的商业保险渠道。由此可见，对医务人员风险作业的商业保险研究，将是未来重要的研究内容。

### 10.3.3　医务人员风险作业的经济效益评价研究

高风险传染病的有效防控能有效减少传染病对社会经济的破坏，尤其是早期防控非常重要，往往能够极大限度地降低对经济生活的冲击。医务人员风险作业的经济效益体现在对社会经济运行的保护上，科学评价突发公共卫生事件中医务人员风险作业的经济效益，可以为传染病防控的决策提供经济考虑的数据支持，尤其是为紧急优化配置全国卫生资源提供决策依据，能够推动快速风险决策和加大投入力度。医务人员风险作业的经济效益评价研究将是未来公共卫生应急决策领域的重要研究内容。

# 参考文献

郑力，2003. SARS 与突发公共卫生事件应对策略 [M]. 北京：科学出版社.

屠文娟，张超，汤培荣，2003. 基于生命经济价值理论的企业安全投资技术经济分析 [J]. 中国安全科学学报（10）：26.

薛澜，朱琴，2003. 危机管理的国际借鉴：以美国突发公共卫生事件应对体系为例 [J]. 中国行政管理（8）：51-56.

王亮，2004. 生命价值的实证研究 [J]. 中国安全科学学报（4）：21-21.

张慧，黄建始，胡志民，2004. 美国大都市医疗反应系统及其对我国公共卫生体系建设的启示 [J]. 中华预防医学杂志（4）：276-278.

汤奋扬，2006. 公共卫生突发事件应急管理研究 [D]. 南京：河海大学.

殷晓梅，2006. 美国突发公共卫生事件应急管理机制的启示 [J]. 中国公共卫生管理（3）：268-269.

文献英，2007. 论突发公共卫生事件的危机管理 [D]. 成都：四川大学.

蔡春光，等，2007. 单边界、双边界二分式条件价值评估方法的比较 [J]. 中国环境科技（1）：39-43.

余雪梅，等，2007. 国内外突发公共卫生事件应急管理体系比较研究 [J]. 医学与社会（7）：34-35.

罗俊鹏，何勇，2008. 道路交通安全统计生命价值的条件价值评估 [J]. 公路交通科技（6）：130.

王颖玲，王子军，2008. 突发公共卫生事件预警系统建立与对策探讨 [J]. 中国公共卫生（6）：733-734.

毛慧，2009. 浅议建立健全我国突发公共卫生事件应急机制 [J]. 卫生软科学（6）：679-680.

陈胤忠，等，2009. 省市（地）县三级突发公共卫生事件应急反应机制的建立与运行研究 [J]. 中国公共卫生管理（5）：465-467.

李友卫，王健，2009. 从 SARS 到 EV71：国外传染病疫情监测预警经验及其启示 [J]. 医学与哲学 (1)：72-74.

舒彬，廖巧红，聂绍发，2010. 我国突发公共卫生事件预警机制建设现状 [J]. 疾病控制杂志 (6)：107-110.

李本森，2011. 生命价值的法律与经济分析 [J]. 中国社会科学 (6)：79-92.

配第，2011. 配第经济著作选集 [M]. 陈冬野，译. 北京：商务印书馆.

黄万华，程启智，2011. 人的生命价值的经济学与哲学比较研究 [J]. 财经问题研究 (4)：12-16.

樊丽平，赵庆华，2011. 美国、日本突发公共卫生事件应急管理体系现状及其启示 [J]. 护理研究 (3)：569-571.

程启智，2012. 人的生命价值评估的二维三层分析 [J]. 江西社会科学 (4)：60-64.

袁志明，刘铮，魏凤，2013. 关于加强我国公共卫生应急反应体系建设的思考 [J]. 中国科学院院刊 (6)：712-715.

黄飞，等，2013. 我国突发传染病事件应急管理的现状与展望 [J]. 中国应急管理 (6)：12-17.

雷昊，2013. 浅议我国突发公共卫生事件应急机制 [J]. 山西科技 (6)：18-20.

童文莹，2013. "预防—主动" 型公共卫生应急模式的构建 [J]. 电子科技大学学报 (1)：12-17.

雷晓康，白丰硕，2013. 我国公共卫生危机应急体系建设的回顾 [J]. 延安大学学报 (6)：79-81.

刘志，等，2013. 突发公共卫生事件监测预警制度框架体系核心要素研究 [J]. 中国卫生政策研究 (12)：46-52.

陈健，等，2013. 人感染 H7N9 禽流感流行特征与防控策略 [J]. 第二军医大学学报 (6)：585-590.

李文鸿，程启智，2014. 基于受偿意愿法的生命价值评估的数学模型研究 [J]. 江汉大学学报 (3)：27-30.

郑元连，2014. 惩罚性赔偿导向的生命全价值评估研究 [J]. 财经理论与实践 (5)：115-120.

朱广新，2014. 惩罚性赔偿制度的演进与适用 [J]. 中国社会科学 (3)：104-124.

诚然，韩锋，2014. 政府突发公共卫生事件应急管理机制探析 ［J］. 中国卫生资源（5）：377-379.

郝爱华，等，2014. 美国卫生应急管理的组织结构与职责及经验借鉴 ［J］. 中国公共卫生管理（3）：403-406.

付聪，等，2014. 北京市朝阳区突发公共卫生事件应急管理现况调查分析 ［J］. 安徽医学（9）：1310-1313.

王绍鑫，周艳琴，李凌雁，2014. 突发公共卫生事件卫生监督监测预警体系框架初步设想 ［J］. 公共卫生与预防医学（3）：111-113.

孙辉，李群，2014. 美国疾控中心人感染 H7N9 禽流感疫情应急响应及对我国的启示 ［J］. 实用预防医学（6）：759-762.

郝爱华，等，2014. 美国卫生应急管理的组织结构与职责及经验借鉴 ［J］. 中国公共卫生管理（3）：403.

董泽宇，2014. 美国预警系统发展历程及其启示 ［J］. 中国公共安全（2）：1-5.

祝江斌，许鹏飞，2015. 重大传染病疫情应急管理现状与提升策略研究 ［J］. 安徽农业科学（10）：322-324.

皮星，2015. 基于激励相容的重庆县级公立医院补偿机制研究 ［J］. 中国卫生质量管理（4）：105-108.

王明亮，等，2016. 以情景构建为基础的美国应急预案机制建设对我国应急管理的启示 ［J］. 医学教育管理（2）：458-463.

国家统计局，（2019-02-28）［2021-01-15］. 2018 年国民经济和社会发展统计公报 ［EB/OL］. http://www.stats.gov.cn/tjsj/zxfb/201902/t20190228_1651265.html.

国务院国有资产监督管理委员会，（2019-10-24）［2021-01-15］. 国务院关于2018 年度国有资产管理情况的综合报告 ［EB/OL］. http://www.sasac.gov.cn/n2588025/n2588119/c12390466/content.html.

国家卫生健康委员会规划发展与信息化司，（2020-06-06）［2021-01-20］. 2019 年我国卫生健康事业发展统计公报 ［EB/OL］. http://www.nhc.gov.cn/guihuaxxs/s10748/202006/ebfe31f24cc145b198dd730603ec4442.shtml.

中华人民共和国国务院新闻办公室，（2020-06-07）［2021-01-20］. 抗击新冠肺炎疫情的中国行动 ［EB/OL］. http://www.gov.cn/zhengce/2020-06/07/content_5517737.htm.

财政部，（2020-01-25）［2021-01-22］. 关于新型冠状病毒感染肺炎疫情防控有关经费保障政策的通知［EB/OL］. http://www.gov.cn/zhengce/zhengceku/2020-02/13/content_5478321.htm.

国家卫生健康委员会办公室，（2020-02-19）［2021-01-22］. 新型冠状病毒肺炎防控方案：第六版［EB/OL］. http://www.nhc.gov.cn/xcs/zhengcwj/202002/8334a8326dd94d329df351d7da8aefc2.shtml.

国家卫生健康委办公厅，（2020-01-22）［2021-01-22］. 关于印发医疗机构内新型冠状病毒感染预防与控制技术指南的通知［EB/OL］. http://www.gov.cn/zhengce/zhengceku/2020-01/23/content_5471857.htm.

李六亿，等，2020. 医务人员手卫生规范 WS/T313-2019［J］. 中华医院感染学杂志（5）：793-797.

向钱，等，2020. 新冠肺炎疫情期间某驰援武汉医疗队感染风险管理实践［J］. 中国感染控制杂志（3）：267-270.

付强，张秀月，李诗文，2020. 新型冠状病毒感染医务人员职业暴露风险管理策略［J］. 中华医院感染学杂志（6）：801-805.

何孝崇，等，2020. 突发公共卫生事件下医生风险作业津贴补偿标准研究［J］. 卫生软科学（12）：33-36.

皮星，等，2020. 医药费用豁免的国际经验、中国实践和政策路径［J］. 卫生经济研究（12）：5-10.

何孝崇，等，2021. 基于生命价值理论的突发重大公共卫生事件处置中一线医务人员意外赔偿研究［J］. 卫生软科学（4）：36-40.

DAVIS R K, 1963. Recreation planning as an economic problem［J］. Natural Resources Journal（3）：239-249.

THOMAS SCHELLING, 1968. The Life You Save May Be Your Own［A］. S. Chase（Ed.）. Problem in Public Expenditure Analysis［C］. Washington, D. C.：Brookings Institution.

ANTHONY F, 1972. Krutilla J. Determination of optimal capacity of resource based recreation facilities［J］. Natural Resources Journal（12）：417-444.

RANDALL A, IVES B, EASTMAN C, 1974. Bidding games for valuation of aesthetic environmental improvements［J］. Journal of Environment Economics and Management,（1）：132-149.

ZECKHAUSER, et al., 1976. Where Now for Saving Lives?［J］. Law and Contemporary Problems, 40（4）：5-45.

FINK, 1986. Crisis management: Planning for the invisible [J]. American Management Association, 18 (6): 15-17.

BELARDO SALAVTORE, 1993. Crisis in organization: managing and communicating in the heat of chaos [M]. Cincinnati: South-western Publish in Geography.

KIP VISCUSI, 1993. The Value of Risks to Life and Health [J]. Journal of Economic Literature, 31 (4): 1912-1946.

MICHAEL BLAND, KEANE D, BINDMAN A, 1998. Primary care and public emergency department overcrowding [J]. American Journal of Public Health, 83 (3): 372-378.

JOHN K. HOROWITZ, KENNETH E. MCCONNELL, 2002. A Review of WTA / WTP Studies [J]. Journal of Environmental Economics and Management, 44: 426-447.

KEITH, et al., 2003. From public health emergency to public health service: the implications of evolving criteria for newborn screening panels [J]. Pediatrics, 117 (3): 923-929.

MORRALL JOHNF III, 2003. Saving Lives: A Review of the Record [J]. Journal of Risk & Uncertainty, 27 (3): 221-237.

BRENNAN, 2005. Pandemic influenza: public health preparedness for the next global health emergency [J]. The Journal of Law, Medicine & Ethics, 32 (4): 565-573.

TONY JAQUES, 2009. Issue and crisis management: Quieksand in the definitional landscape [J]. Public Relations Review, 35 (3): 280-286.

SCHMEEBERGER C, LURIE N, WASSERMAN J, 2007. Assessing public health emergency preparedness: concepts, tools, and challenges [J]. Annu. Rev. Public Health, 28: 1-18.

ELENA SAVOIA, MD, MPH, 2009. Public health systems research in emergency preparedness [J]. Preventive Medicine, 37 (2): 150-156.

KEY C, et al., 2009. Smallpox as a biological weapon: medical and public health management [J]. Jama, 281 (22): 2127-2137.

MITCHELL, et al., 2013. The public health burden of emergency general surgery in the United States: a 10-year analysis of the Nationwide Inpatient Sample—2001 to 2010 [J]. Journal of Trauma and Acute Care Surgery, 77 (2): 202-208.

DAVID D J, 2013. Epidemic dengue/dengue hemorrhagic fever as a public health, social and economic problem in the 21st century [J]. Trends in microbiology, 10 (2): 100-103.

NAHID BHADELIA, et al., 2013. Impact of the 2009 Inflfluenza A (H1N1) Pandemic on Healthcare Workers at a Tertiary Care Center in New York City [J]. Infection Control and Hospital Epidemiology, 34 (8): 825-831.

ZHAO L, et al., 2014. Media use and communication inequalities in a public health emergency: a case study of 2009—2010 pandemic influenza A virus subtype H1N1 [J]. Public Health Reports, 129 (6_ suppl4): 49-60.

WILLIAM L, PARMET W E, MELLO M M, 2015. What Is a Public Health "Emergency"? [J]. New England Journal of Medicine, 371 (11): 986-988.

RHEE, 2016. Introductory Note to Declaration of Microcephaly Clusters and other Neurological Disorders inZika-Affected Areas as a Public Health Emergency of International Concern (WHO) [J]. International Legal Materials, 55 (5): 1007-1009.

MAYER, 2016. Schnall A H, Ballou S G, et al., Use of Community Assessments for Public Health Emergency Response (CASPERs) to rapidly assess public health issues—United States, 2003—2012 [J]. Prehospital and Disaster Medicine, 30 (4): 374-381.

MURAUSKIENE D, et al., 2017. Zika virus diseases-The new face of an ancient enemy as global public health emergency (2016): Brief review and recent updates [J]. International Journal of Preventive Medicine, 8.

JOSEPHT WU, KATHY LEUNG, GABRIEL M LEUNG, 2020. Nowcastingand forecasting the potential domestic and international spread of the 2019-nCoV outbreak originating in Wuhan, China: a modelling study [J]. Lancet (1): 689-697.

KOCK R A, et al., 2020. 2019-nCoV in context: lessons learned? [J]. The Lancet Planetary Health, 2020, 4 (3): 755.

# 后记

　　《周礼》曰："王道本乎人情。"理论研究不能脱离现实，更需要回归人文关怀。2019 年年底，新冠肺炎疫情爆发，广大医务工作者毅然奔赴抗疫前线，他们体现出来的不仅是白衣天使的责任，更是时代的担当。笔者作为一名护理管理学的研究人员，虽然没有机会支援前线，但是希望用研究来支持医务人员的奉献精神，略尽自己的绵薄之力。

　　一年来，笔者与皮星教授多次反复研讨，带领团队共同撰写了《医务人员风险作业经济补偿研究》一书，旨在通过理论研究正向激励广大医务人员的无私奉献，体现对一线抗疫人员的人文关怀。

　　鉴于笔者水平有限，书中难免有纰漏之处，恳请广大读者批评指正。

　　在人类的历史进程中，多次发生急性传染病疫情。每当疫情来袭时，总有那么一部分人直面疫情，勇于担当，战斗在抗疫的最前线，他们是人类健康的守护者。本书谨献给战斗在疫情斗争前线的医务人员。

何孝崇

2021 年 5 月